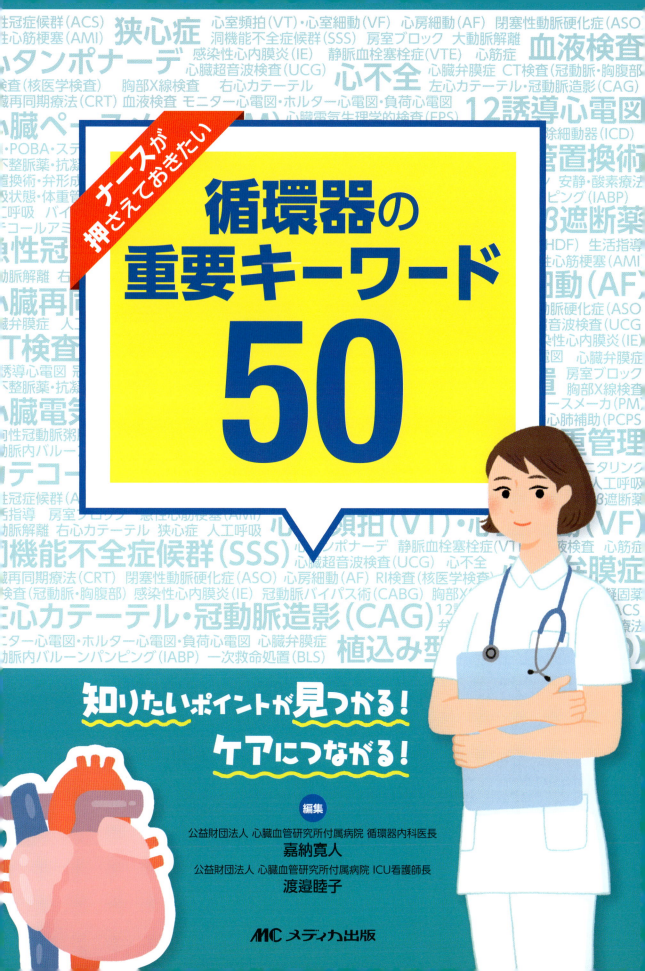

はじめに

　循環器は「なんとなく難しくて苦手」というのは新人ナースやはじめて循環器看護に携わるナースからよく聞かれる言葉です。循環器病棟ではわかりにくいモニター心電図を見なければならず、多様な薬剤が使用され、場合によっては循環補助の機械まで管理しなければなりません。このような環境下では似たような不整脈の名前や薬剤名、機械の名前など、覚えなくてはならない用語も多岐にわたり、これらを覚えるのも一苦労です。このことも苦手意識を持たれるひとつの理由かもしれません。しかし、患者さんの看護を適切に行う上でこれらの用語を理解しておくことは非常に重要なことです。

　本書では循環器診療を行う上でよく出てくる、そしてまず知っておきたい用語を取り上げ、その内容もできるだけ簡単に解説しました。最初から全部用語を覚えようと肩肘を張る必要はありません。用語をチェックして、日々の診療・看護を行うということを繰り返していくうちに自然と身についてくるでしょう。

　循環器疾患は急性疾患で急ぎの処置を要するものも多く、病棟業務ではスピードが求められることがしばしばあります。業務のなかでわからない言葉をゆっくりと調べることもできず、ストレスを感じることもあるかもしれません。日々の忙しい業務のなかで用語の確認をちょっとしたい、あるいは一通り用語の予習をしてみたいと思った時に本書を活用していただきたいと思います。本書は、雑誌『ハートナーシング』の主に新人ナースを対象とした特集をもとに書籍化したものですが、雑誌掲載時には盛り込めなかった解説や「ケアにつながるアドバイス」も追加し、より充実した内容となりました。新人ばかりでなく、もう少し経験を積まれた方の復習にも使用できるものと思います。忙しいみなさまの日々の看護のお役に少しでも立てれば、本書の目的は達成されたものと思います。

2019年1月

嘉納寛人

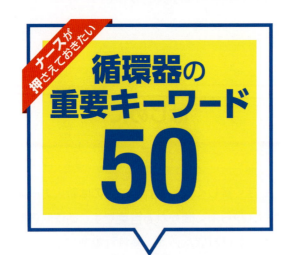

CONTENTS

はじめに 3

1 ナースが押さえておきたい 循環器の**疾患** 重要キーワード

KEYWORD 01	急性冠症候群（ACS）	6
KEYWORD 02	急性心筋梗塞（AMI）	8
KEYWORD 03	狭心症	10
KEYWORD 04	心室頻拍（VT）・心室細動（VF）	12
KEYWORD 05	心房細動（AF）	14
KEYWORD 06	洞機能不全症候群（SSS）	16
KEYWORD 07	房室ブロック（AVブロック）	18
KEYWORD 08	大動脈解離	20
KEYWORD 09	動脈瘤（胸・腹）	22
KEYWORD 10	閉塞性動脈硬化症（ASO）	24
KEYWORD 11	心臓弁膜症	26
KEYWORD 12	心筋症	29
KEYWORD 13	心タンポナーデ	31
KEYWORD 14	感染性心内膜炎（IE）	32
KEYWORD 15	静脈血栓塞栓症（VTE）	33
KEYWORD 16	心不全	35

2 ナースが押さえておきたい 循環器の**検査** 重要キーワード

KEYWORD 17	胸部X線検査	40
KEYWORD 18	12誘導心電図	43
KEYWORD 19	モニター心電図・ホルター心電図・負荷心電図	46
KEYWORD 20	血液検査	49

KEYWORD			
KEYWORD	21	心臓超音波検査（UCG）	51
KEYWORD	22	CT検査（冠動脈・胸腹部）	53
KEYWORD	23	RI検査（核医学検査）	55
KEYWORD	24	左心カテーテル・冠動脈造影（CAG）	57
KEYWORD	25	右心カテーテル	59
KEYWORD	26	心臓電気生理学的検査（EPS）	61

3 ナースが押さえておきたい 循環器の治療とケア 重要キーワード

KEYWORD	27	経皮的冠動脈インターベンション（PCI）・経皮的古典的バルーン血管形成術（POBA）・ステント（STENT）留置	62
KEYWORD	28	方向性冠動脈粥腫切除術（DCA）・ロータブレーター	64
KEYWORD	29	カテーテルアブレーション（ABL）	66
KEYWORD	30	電気的除細動・カルディオバージョン	68
KEYWORD	31	心臓ペースメーカ（PM）	70
KEYWORD	32	植込み型除細動器（ICD）	72
KEYWORD	33	心臓再同期療法（CRT）	75
KEYWORD	34	ステントグラフト内挿術	77
KEYWORD	35	人工血管置換術	79
KEYWORD	36	冠動脈バイパス術（CABG）	82
KEYWORD	37	弁置換術・弁形成術	85
KEYWORD	38	安静・酸素療法	87
KEYWORD	39	人工呼吸	89
KEYWORD	40	大動脈内バルーンパンピング（IABP）	92
KEYWORD	41	経皮的心肺補助（PCPS）	95
KEYWORD	42	持続的血液濾過透析（CHDF）	99
KEYWORD	43	バイタルサインと自覚症状・モニタリング	101
KEYWORD	44	呼吸状態・体重管理	104
KEYWORD	45	硝酸薬・Ca拮抗薬・β遮断薬	106
KEYWORD	46	カテコールアミン系薬剤・利尿薬	108
KEYWORD	47	抗不整脈薬・抗凝固薬	110
KEYWORD	48	心臓リハビリテーション（心リハ）	114
KEYWORD	49	生活指導	116
KEYWORD	50	一次救命処置（BLS）	118

引用・参考文献 ……… 121
索引 ……… 123
編集・執筆者一覧 ……… 127

1 ナースが押さえておきたい 循環器の疾患 重要キーワード

KEYWORD 01 急性冠症候群（ACS）

ひとこと解説

冠動脈にできた不安定粥腫（プラーク）の破綻やびらんによる血栓形成が原因で起こる冠動脈の急性閉塞により生じる病態の総称です。不安定狭心症、急性心筋梗塞、心臓突然死を指します（図1）。

急性冠症候群（acute coronary syndorome；ACS）は冠動脈の不安定粥腫（プラーク）の破綻やびらんに引き続き生じる血栓形成が原因となり、心筋を栄養している冠動脈が急激に閉塞する病態です（図2）。閉塞する位置と程度によって症状は異なり、完全閉塞であれば心筋梗塞と判断し、不完全であれば不安定狭心症となります。虚血心筋や壊死心筋によって発生する電気的機能障害による致死性不整脈（突然死）を含めてACSに定義されます。

心電図のST変化、心筋マーカー上昇の有無などによって、ST上昇型心筋梗塞（STEMI）、非ST上昇型心筋梗塞（NSTEMI）、不安定狭心症（UAP）に分類されます。労作性狭心症とACSは同じ虚血

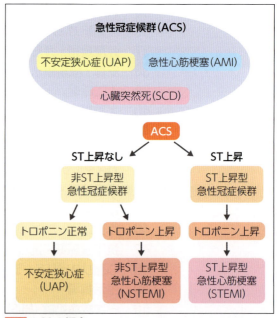

図1 ACSの概念

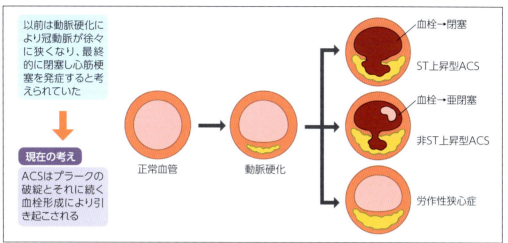

図2 ACSの発症のイメージ図

性心疾患ですが、原因となる病態がまったく異なります。

　代表的な症状は、30分以上持続する胸痛（広く放散することが多い）、冷汗、嘔気、嘔吐、呼吸困難感などです。しかし、高齢者や糖尿病患者さんなどでは明らかな訴えがない場合もあります。診断方法は、症状経過、心電図、採血による心筋マーカーの推移などで、総合的に判断します。主な治療法は血小板薬、硝酸薬、抗凝固薬などの薬物療法、カテーテル治療、冠動脈バイパス術（coronary artery bypass grafting；CABG）などがあります。

　ST上昇型心筋梗塞では、できるかぎり速やかに経皮的冠動脈インターベンション（PCI）などによる再灌流療法を行うことが、予後の改善につながります。

　非ST上昇型ACSでは、必ずしも早期のPCIが予後を改善するわけではなく、病歴・身体所見・心電図変化・血液検査などを考慮して、早期再灌流療法を行うか、薬物療法を行った後にカテーテルを行うか判断します。

　ACSでは、致死性不整脈・心不全・心破裂の重篤な合併症を生じることがあり、迅速な対応がきわめて大切です。

> **ケアにつながるアドバイス**
>
> 　不安定狭心症では急性心筋梗塞に移行させないこと、急性心筋梗塞では心筋壊死を最小限にとどめることと、重篤は合併症の予防・早期発見することが大切です。そのため厳重な経過観察・モニタリングが必要です。

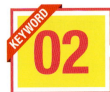

急性心筋梗塞（AMI）

ひとこと解説
冠動脈の完全閉塞によりその支配領域の心筋が虚血を起こし、壊死に陥った状態です。再灌流までの時間が予後を左右し、残存心筋を救い合併症を減少させるには、早期診断と早期治療が重要です。

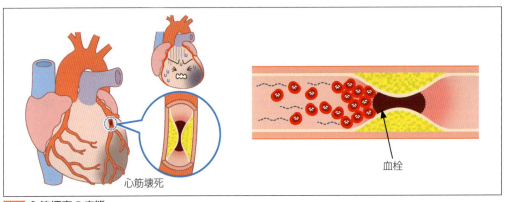

図3 心筋梗塞の病態

　急性心筋梗塞（acute myocardial infarction；AMI）は冠動脈の粥腫（プラーク）の破綻と、それによって生じる血栓形成が原因となり心筋を栄養している冠動脈が急激に閉塞する病態です（図3）。

　狭心症とは異なり冠動脈が完全に閉塞するため、心筋の虚血壊死が起こり、ポンプ機能が維持できない状態となります。

　冠動脈は右冠動脈、左冠動脈前下行枝、左冠動脈回旋枝と大きく3本に分かれ、閉塞部が基部に近いほど壊死範囲が大きくなり病状は深刻となります。

　筋層範囲により、貫壁性梗塞：心筋虚血の程度が強く、梗塞が心筋の全層に及ぶ梗塞と、心内膜下梗塞：心筋の最内層（心内膜下層）のみの梗塞に分類されます。

　症状は狭心症と類似しますが、胸痛は15分以上持続し冷汗を伴い広く放散することが多く、重症になればショック徴候がみられます（表1）。

　壊死部心筋の破裂により心タンポナーデや心室中隔穿孔、乳頭筋断裂による僧帽弁閉

表1 心筋梗塞の合併症

早期合併症	不整脈	虚血に伴う不整脈	・心筋梗塞発症後2〜3日以内に発症しやすい ・心室期外収縮が最も多く、心室頻拍、心室細動に移行する危険性が高いため注意する ・右冠動脈が詰まれば洞徐脈、房室ブロックが生じることがある
		再灌流性不整脈	・心室期外収縮や促進性心室固有調律
	ポンプ失調		・心不全、心原性ショック
	心破裂	自由壁破裂	・1週間以内に発症しやすい（特に24時間以内は要注意） ・心破裂により心タンポナーデ、ショック状態に陥り、突然死することもある
		心室中隔穿孔	・1〜2週間以内に発症しやすい ・急性左心不全からショック状態に陥ることもある
	乳頭筋機能不全症候群		・僧帽弁閉鎖不全症から急性左心不全に陥る
	急性心筋炎		・数日以内に発症しやすい
後期合併症	心室瘤		・ひ薄化した心室壁は奇異性運動を呈し、心拍出量低下から心不全に陥る ・電気的興奮も生じやすくなり、不整脈を引き起こす ・血流停滞により血栓形成を生じやすくなる
	心筋梗塞後症候群		・発症後2〜8週間の間に心膜炎、胸膜炎を生じることがある

鎖不全症などの重篤な合併症を生じる場合があります（表1）。心筋梗塞の死亡率は6〜9％と高く、多くは不整脈や広範囲の心筋虚血での突然死です。

血液検査ではCK（クレアチンキナーゼ）、CK-MB（クレアチンキナーゼMB分画）、GOT（グルタミン酸オキサロ酢酸トランスアミナーゼ）、LDH（乳酸脱水素酵素）、H-FABP（ヒト心臓由来脂肪酸結合蛋白）、トロポニンTなどの心筋由来のマーカーの上昇がみられ、心電図では多くの場合ST上昇・異常Q波がみられます。

壊死から救うことができる心筋の範囲は、発症から血行再建などの治療完了時間に依存するため、迅速な対応が重要です。

鑑別すべき疾患として、胸痛や心電図上ST-T変化、トロポニン上昇を伴う、たこつぼ型心筋症、心筋炎、心膜炎、肺血栓塞栓症、大動脈解離などがあります。

ケアにつながるアドバイス

心筋梗塞が疑われるときはまず安静臥床とし、除痛・酸素投与・適切な薬物投与を行います。また3大合併症とされる心不全、不整脈、梗塞後狭心症に注意が必要となります。また、心臓リハビリテーションへの介入も大切です。

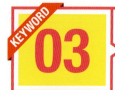

狭心症

ひとこと解説
冠動脈の狭窄や閉塞により、冠動脈血流の減少の結果、心筋の必要とする酸素供給量が不足し、一過性の心筋虚血が生じた状態。①労作性、②異型（冠攣縮性）、③不安定型に分類されます。

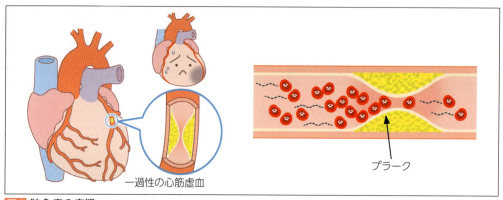

図4 狭心症の病態

　狭心症は、心筋の栄養血管である冠動脈の血流が一過性に減少するために起こる心筋虚血を主とした病態です（図4、5、表2）。労作性狭心症は、労作によって心筋の酸素消費量が増大し、心筋の酸素の需要と供給のバランスが崩れ心筋が虚血に陥ります。異型狭心症は、労作を伴わない安静時、とくに夜間睡眠時、早朝起床時などに冠動脈が一時的に痙攣（スパスム）することで生じます。そのため冠攣縮性狭心症とも呼ばれます。不安定狭心症は、冠動脈に形成された破れやすい不安定プラークが破裂し、血栓形成が加わって急速に狭窄度が進行し発症します。急性心筋梗塞に移行する危険があります。

　病態の多くは高血圧、肥満、糖尿病、喫煙などの生活習慣因子による動脈硬化です。

　症状は胸痛、息切れ、冷汗、時には左肩痛、下顎痛、上肢のしびれなどで、15分以内に消失することが多く、30分以上持続する場合は心筋梗塞への移行を疑います。

　安静時には正常心で異常がみられないため、発作の発現の有無を調べたりすることもあります。

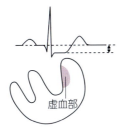
<通常の狭心症でみられるST低下>
心筋の虚血が心内膜面に生じる

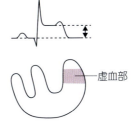
<異型狭心症でみられるST上昇>
スパスム（攣縮）で冠動脈が完全閉塞した場合、虚血が心外膜まで及んでいる。スパスムの消失により再灌流するため心筋は壊死に至らず、ST変化も基線に戻る

図5 狭心症と心電図 （文献1を参考に作成）

表2 狭心症の診断

病理学的変化	冠動脈造影（CAG）上の狭窄度	症候
軽度動脈硬化	70％未満	無症状（潜在期）
高度動脈硬化	70％以上	安定狭心症（労作性狭心症）
動脈内膜損傷 血小板血栓の形成	99％	不安定狭心症
2次血栓形成	100％	心筋梗塞

（文献1を参考に作成）

ケアにつながるアドバイス

胸痛が起きたときに詳しく問診（いつ・どこで・何をしているとき）し情報を共有することが大切です。また、自律神経の不安定な時間帯の運動や外出を控える、禁煙や食事・服薬についての指導や生活習慣病のコントロールも大事なことになります。

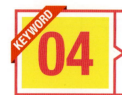 心室頻拍（VT）・心室細動（VF）

> **ひとこと解説**
> VT・VFは不整脈のなかでも最も危険な致死性不整脈です。基礎疾患を有する場合も多く、迅速な判断と対応を要する病態です。

■ VT

心電図上、心室期外収縮（PVC）が3拍以上連続したものを心室頻拍（VT）といいます（図6）。心室内の心筋細胞が、勝手な刺激を出して興奮し、心室のどの部位から刺激が出るかによって、QRS波の向きが変わり、幅の広いQRS波になります。心房と心室が連動しておらず、頻拍のため充満期が短くなることにより、心拍出量、冠血流量が減少し心臓が酸素不足に陥り収縮が弱まり血圧が低下します。速い興奮に対応できないと、興奮はするものの収縮が起こらず脈拍が触れないので、これを無脈性心室頻拍といいます。

VTには、①非持続性、②持続性、③促迫性心室固有調律、④多形性（TdP）の4つの種類があり、④はVFに移行しやすいといわれる危険度が一番高いものになります。VTが持続する場合は循環動態を著しく悪化させ、心原性ショックや急性心不全を引き起こしたり、VFへ移行し、致死的になります。動悸、めまいなどの自覚症状を伴う場合が多いですが、失神や無自覚であることもあり、詳細な病歴の聴取が必要です。

■ VF

心室細動（VF）は、心室の心筋細胞が無秩序に刺激を出し、非常に速い周期で興奮をするため、収縮できず震えているような状態、つまり「細動」している状態になります（図6）。無秩序な心筋収縮は、有効な心室のポンプ作用を得られず、臨床的には心停止の状態と判断します。VF波形を確認したら、直ちに救急蘇生を開始する必要があります。心電図では波形の形状、振幅、周期などが全く一定しない不規則な波が連続して出現します。

<心室頻拍（VT）>

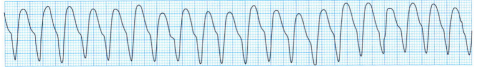

QRS波に先行するP波がなく、幅の広いQRS波（0.12秒以上）が連続して出現する。心拍数は150〜200回/minと速く規則的である。

<トルサードドポワント（TdP：倒錯型心室頻拍）>

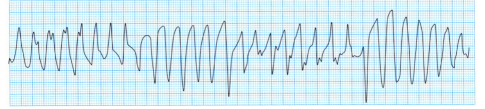

VTの特殊型で幅の広いQRS波（0.12秒以上）が基線を軸に数拍ごとにねじれている。これらが反復して現れる。QT延長症候群に合併してみられることが多い。

<心室細動（VF）>

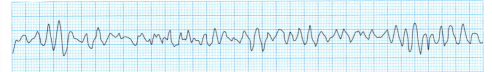

心室が全く収縮しておらず、小刻みに揺れているだけの状態。波形の形状・振幅・周期などが一定しない波が不規則に連続している。QRS波・ST-T波は不明瞭で区別がつかない。

図6 心室頻拍（VT）・トルサードドポワント（TdP）・心室細動（VF）の心電図波形

　VT・VFはいずれも心筋梗塞や心筋症、心筋炎などの基礎疾患を有する場合が多く、基礎疾患に対する治療が必要ですが、急性期は発生原因に関係なく電気的除細動を行い洞調律に戻すことを目標に治療します。

|ケ|ア|に|つ|な|が|る|ア|ド|バ|イ|ス|

　VT・VFは迅速な対応が必要な不整脈です。発見したら、応援を呼びベッドサイドへ駆けつけます。VTの場合、意識・頸動脈の触知が確認できれば少しの猶予があります。状態の変化を確認しつついつでも心肺蘇生（CPR）が開始できる準備を行います。無脈性VT・VFの場合はすぐに胸骨圧迫を開始し、除細動ができるよう準備を行います。

KEYWORD 05 心房細動（AF）

ひとこと解説
最も多くみられる不整脈です。高度の徐脈・頻脈は心不全の原因となります。

　心房の各部位が350〜450回/minの頻度で無秩序に興奮する不整脈です。心室収縮も規則性がないためQRS波が不規則に現れ、絶対性不整脈といわれます。心電図ではP波がなく不規則な基線の揺れ（F波）があり、RR間隔が不整であるのが特徴です（図7）。

　心房細動は洞調律時に比べ心拍出量が20〜30％減少し、冠循環も障害されます。特に高度の徐脈や頻脈が持続すると血行動態が急激に悪化するため、迅速な対応が必要です。また、心房は収縮しないため心房内（主に左心耳）に血栓が形成されやすく、脳塞栓など塞栓症の原因となります。心房細動の多くは僧帽弁膜症、洞機能不全症候群（SSS）、虚血性心疾患などの疾患に合併しています。

　臨床症状としては、動悸、息切れ、前胸部圧迫感、まれに意識消失などがみられます。治療は、主に①洞調律維持（薬物・電気的除細動）、②心拍数コントロール、③抗凝固療法が行われ、最近ではカテーテルによる肺静脈隔離術（カテーテルアブレーション→p.66参照）により洞調律維持をめざす治療も主流となっています。

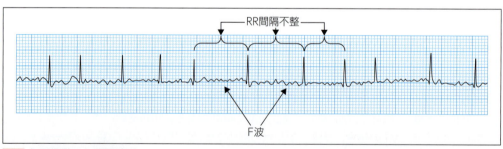

図7 心房細動の心電図波形

―| ケ | ア | に | つ | な | が | る | ア | ド | バ | イ | ス |―

　心房細動の主な治療は、①レートコントロール、②リズムコントロール、③抗凝固療法です。
　看護のポイントは、①治療への援助、②合併症予防（血栓塞栓症・心不全予防）、③精神面への援助（症状による苦痛・発作時の不安の緩和、日常生活指導）でこれらによりQOL向上をめざします。

MEMO

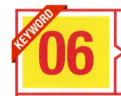

洞機能不全症候群（SSS）

ひとこと解説
SSSは徐脈性不整脈のなかで、生命の危険が少ない不整脈です。

　心臓は右心房上部にある洞結節が発する電気的信号がスムースに伝播され、心筋が順次収縮することで効果的なポンプ作用を発生させています。その洞結節やその周囲の機能障害により高度の徐脈や洞停止を生じ、その結果として脳虚血症状や心不全症状を呈する疾患群を洞機能不全症候群（sick sinus syndrome；SSS）と呼びます。

　SSSには洞結節の機能低下や機能停止による洞性徐脈や洞停止、または伝導路の障害による洞房ブロック、頻脈性不整脈（心房細動や心房粗動、発作性上室性頻拍など）が自然に改善した際、直後に出現する心房停止（徐脈頻脈症候群）などがあります。

　SSSによる徐脈自体は直ちに生命にかかわる危険は少ないですが、徐脈により循環障害をきたし、めまいやふらつき、意識消失（アダムス・ストークス発作）などの脳虚血症状や、息切れや易疲労感などの心不全症状が出現すると治療の対象となります。また意識消失による二次的な外傷などからSSSが診断されることもあります。

　臨床症状や心エコー、12誘導心電図、ホルター心電図などで確定診断を行います。これらの検査で確定診断ができない場合は心臓電気生理学的検査（electrophysiological study；EPS）を行います。心電図上、徐脈（50回／分以下）の確認と完全房室ブロックとの鑑別や先行する頻脈発作の有無等が重要となります。

　原因の多くは加齢による洞結節または周辺組織の変性による伝導障害で、そのほか虚血性心疾患、心筋症、サルコイドーシス（一次性）や、薬剤過量（β遮断薬、モルヒネ、ジギタリスなど）、高カリウム血症、甲状腺機能低下症（二次性）などでも発症することがあります。

　急性期のみの一過性SSSに対しては、一時的ペーシングやアトロピン硫酸塩水和物やイソプレナリン塩酸塩などの薬剤投与が有効です。慢性的にSSSが続く場合は恒久的ペースメーカ挿入の適応になります。二次性については原因疾患の治療や原因薬剤の中止など原因除去を行います。

症状がない場合は無治療または経過観察となります。

> **ケアにつながるアドバイス**
>
> 　有症候性が治療の対象となるためモニター管理と症状の観察が重要です。意識消失による転倒などのリスクを念頭に置き観察をします。安静時や入眠中は副交感神経が優位となり徐脈が高度になりますが無症状であれば緊急性はないため落ち着いて対応しましょう。

MEMO

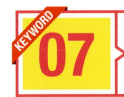

房室ブロック（AVブロック）

ひとこと解説

房室ブロックは障害された部位や程度（Ⅰ度～Ⅲ度）により緊急度が異なります。症状のあるⅡ度とⅢ度はペースメーカの適応となります。

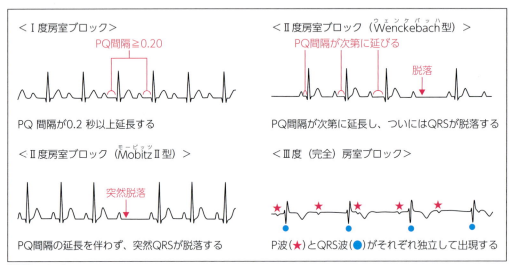

図8 房室ブロック

　心筋を収縮させる電気的刺激は右心房にある洞結節で発生し、刺激伝導系を通じて房室結節に至ります。その後、ヒス束を経て左右の心筋末端まで到達します（左右脚）。正常であればこの刺激により心房心室の心筋が効果的に連動して収縮し心臓のポンプ作用を生み出します。洞結節に異常をきたし徐脈になるのが洞機能不全症候群（p.16）であり、房室結節や洞結節から房室結節までの障害により心房から心室への興奮伝導が遅延するか、または全く伝導されない状態が房室ブロックです。

　心電図では心房の収縮がP波で表され、心室の収縮はQRS波で表されます。そのため房室ブロックではP波とQRS波の関係が異常となります（図8）。また徐脈性不整脈では原則的に薬剤による治療はなく、主な治療法はペースメーカ導入です。房室ブロックはその伝導断線の程度により3段階に分類されます。Ⅰ度の房室ブロックでは洞結節から

房室結節までの伝導が若干遅延する（心電図ではP-Q間隔が0.20秒以上）だけであり、心房の収縮回数と心室の収縮回数は同じです。一般に自覚症状はなく、特に治療の必要はありません。原因の多くは加齢に伴うもので、スポーツ選手などでもみられます。まれにサルコイドーシスやアミロイドーシスの一症状としてみられることがあり注意を要します。

Ⅱ度の房室ブロックは、時々伝導障害が起こる病態であり、徐々に伝導遅延が進んで数回に一度伝導途絶をきたすWenckebach型（MobitzⅠ型）と、伝導遅延なしで突然房室伝導が途切れて、心室収縮が起こらないMobitzⅡ型、たまにしか房室伝導が起こらない高度房室ブロックがあります。先天性のもの以外にも虚血性心疾患や心筋炎、薬剤（β遮断薬やCa遮断薬、ジギタリス製剤など）、電解質異常、筋ジストロフィー等の神経筋疾患、膠原病、拡張型心筋症などが原因となります。12誘導心電図以外にホルター心電図、トレッドミル運動負荷試験などで診断します。心電図所見としては、Wenckebach型ではP-Q間隔が徐々に延長して行き、数回に1回QRS波が欠落します。MobitzⅡ型ではP-Q間隔の延長はなく（常に一定）、突然QRS波が欠落します。AMIなどの基礎疾患がある場合その治療により房室ブロックが消失することもあります。めまいやふらつき、息切れ、浮腫、倦怠感などの比較的軽い症状から、失神（アダムス・ストークス発作）、心不全、突然死などの重篤な症状もあり、ペースメーカ導入の適応となることが少なくありません。

Ⅲ度房室ブロックは、洞結節と洞房結節が電気的に完全遮断された状態であり、心房と心室がそれぞれ連動なく無関係に収縮する病態です。心電図では、P波とQRS波は全く無関係性で、P波とQRS波それぞれが規則的にみられます。Ⅲ度房室ブロックでは、多くはⅡ度の房室ブロックと同様の症状がみられ、たとえ症状がなくてもペースメーカ植込みの適応となります。

ケアにつながるアドバイス

徐脈性不整脈のなかで最も危険性の高い不整脈です。モニター管理と症状の観察と同時に緊急時に備え薬剤や除細動器、体外式ペースメーカの準備も必要です。

KEYWORD 08 大動脈解離

ひとこと解説
Stanford分類のＡ型解離の病院到着前死亡率は20％に及びます。解離部位や範囲により全身臓器に合併症が現れます。

　大動脈壁は外膜・中膜・内膜の3層構造でできています。その内膜が何らかの理由で損傷し、中膜と外膜の間に血液が流入することで大動脈解離が生じます。解離部の形状は瘤状となる場合（解離性大動脈瘤）と、瘤状とならない場合（大動脈解離）があります。原因の多くが高血圧・喫煙・肥満などによる動脈硬化であるといわれており、そのコントロールが主な予防策となりますが、Marfan症候群のように遺伝的素因を有する疾患もあります。

　急性発症が多く、激烈な胸背部痛が95％以上に認められ、その痛みが背部から腰部へ移動することも特徴です。また、解離部位、範囲により全身臓器にさまざまな虚血症状が現れます。

　代表的な分類としてStanford分類があり（表3）、上行大動脈に解離が及ぶものはＡ型、及ばないものはＢ型に分けられます。Ａ型は解離した血管から漏れ出した血液が心臓側に進んで、心筋梗塞や心タンポナーデをきたしたり、弓部では頭蓋内への血流を遮断するため、緊急な人工血管による手術治療となることが多いです。Ｂ型では発症後も血圧のコントロールを行い、保存的に治療する傾向にあります。

　大動脈解離発症後は収縮期血圧100〜120mmHgを目標に血圧管理をされるのが一般的ですが[2]、血圧管理の指標にエビデンスはなく、解離腔内の血栓化の有無や、腎臓、消化管など末梢臓器への血流の状態により血圧の管理目標を設定します。解離腔内に血流が残存（偽腔開存）している場合、血圧が上昇することにより解離腔への血流が増加し解離性大動脈瘤となり破裂したり、再解離や解離進行などのリスクが高くなります。このため、末梢臓器への血流が維持できる範囲内でできるだけ血圧を下げるように管理します。一方、解離腔内が血栓化（血栓閉塞）している場合は、瘤化や破裂、再解離などのリスクが低いため、多少の血圧上昇も許容できるようになります。Stanford Ａ型／Ｂ

表3 大動脈解離の分類

解離範囲				
DeBakey（ドベーキー）	Ⅰ型	Ⅱ型	Ⅲa型	Ⅲb型
	上行大動脈にtearが存在し、弓部大動脈より末梢に解離があるもの	上行大動脈に解離が限局するもの	腹部大動脈に解離が及ばないもの	腹部大動脈に解離が及ぶもの
			下行大動脈にtearがあるもの	
Stanford（スタンフォード）	A型		B型	
	上行大動脈に解離があるもの		上行大動脈に解離がないもの（逆行性に解離が進行するものはA型解離とみなす）	
治療	・緊急手術適応 ・血栓で閉鎖していれば、内科的治療		・内科的治療（降圧管理と鎮痛管理） ・切迫破裂や臓器虚血があれば手術適応	

tear＝亀裂

型いずれの場合も、解離腔内の血流の状態を把握して患者管理を行うことが重要です。

|ケ|ア|に|つ|な|が|る|ア|ド|バ|イ|ス|

> 末梢臓器の低灌流の有無を見極めるうえで最もわかりやすい指標は腎機能です。尿素窒素（BUN）やクレアチニン（Cr）などの血液データに加え、必要な尿量が維持できているかが重要な観察ポイントとなります。

KEYWORD 09　動脈瘤（胸・腹）

> **ひとこと解説**
> 動脈瘤は進行性に拡大し、破裂すると予後は極めて不良です。

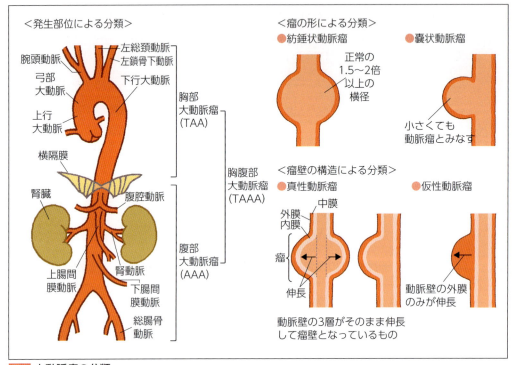

図9　大動脈瘤の分類

　動脈瘤は、動脈の壁が脆弱になり、持続する血圧に耐えきれず瘤状となる病態で、大動脈に瘤ができる大動脈瘤の成因の90％が動脈硬化によるものです。瘤のできる場所により胸部（上行・弓部・下行）大動脈瘤、腹部大動脈瘤に分かれ、動脈瘤壁の構造成分により真性、仮性、解離性に分類されます（図9）。大動脈瘤は進行性であり自然治癒はしません。

　瘤が小さい時期には症状はなく、増大するにつれ、大動脈弁周囲では弁逆流による心不全症状、弓部では反回神経麻痺による嗄声（させい）、食道近傍では通過障害などの圧迫症状が

出現します。胸部では偶然撮影したX線画像で瘤を指摘されることも多く、腹部では拍動瘤を触知して気付かれることがあります。

　元の動脈の横径の1.5～2倍になると破裂の危険性が増すため手術適応と考えられていますが、進行の早いもの、瘤の形状によってはその限りではありません。治療は人工血管に置換する手術〔人工血管置換術（p.79参照）〕が主でしたが、近年は網状のステントを経血管的に挿入して瘤部分を補強する低侵襲手術〔ステントグラフト内挿術（p.77参照）〕が広まっています。瘤が破裂した場合の致死率は高く、危険因子である高血圧、脂質異常症、糖尿病、喫煙などのコントロールによる予防が重要です。

　基本的に大動脈瘤は無症候であり、胸痛や腹痛、腰痛など疼痛の出現は、大動脈瘤の破裂や切迫破裂、大動脈解離など緊急を要する病態を示唆します。胸部大動脈瘤の場合、気管支や肺、食道に穿破すると喀血や吐血といった症状を伴う場合もあります。いずれの場合も、短時間でショック状態に陥り一刻を争う危険な状態です。破裂や解離、出血の状態把握のためCT検査を実施するにも、患者さんの移送は破裂や出血を助長するリスクとなります。まずは超音波検査で血腫やフラップの有無を確認するとともに、直ちに鎮痛と降圧を行い緊急手術の準備を進めます。

|ケ|ア|に|つ|な|が|る|ア|ド|バ|イ|ス|

　大動脈瘤破裂や大動脈解離によるショック状態に対しては、昇圧薬を投与することによる急激な血圧上昇が出血や解離進行を助長するリスクとなるため、まずは急速輸液で対応します。

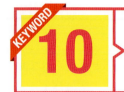
10 閉塞性動脈硬化症（ASO）

ひとこと解説
ASOにより狭窄が進行すると症状が出現し、足がしびれたり、歩行が困難になります。重度の場合は、足先が壊死を起こし下肢切断となります。予防には生活習慣病の改善が重要です。

表4 Fontaine（フォンタン）分類

重症度	Ⅰ度（軽度虚血）	Ⅱ度（中等度虚血）	Ⅲ度（高度虚血）	Ⅳ度（重度虚血）
症状	・無症状 ・冷感 ・しびれたり、冷たく感じる	・間欠性跛行 ある程度歩くと筋肉の痛み、ひきつけやけいれんを感じて歩けなくなる。休息すると回復し再び歩くことができる	・安静時疼痛 安静時にも足が強く痛む	・潰瘍 ・壊死 治りにくい潰瘍を形成し、さらに悪化すると、組織が壊死してくる

慢性的な下肢動脈の硬化（粥状硬化）による動脈閉塞症をASO（arteriosclerosis obliterans）といいます。動脈の狭窄、あるいは閉塞を生じてその末梢側に種々の虚血性病変を生じる疾患です。好発部位としては、腹部大動脈から腸骨・大腿・下肢動脈領域が挙げられます。高齢や糖尿病、喫煙、高血圧、脂質異常症などが危険因子といわれており、末梢動脈全体の硬化性疾患ととらえて末梢動脈疾患（peripheral arterial disease；PAD）の1つとされます。Fontaine分類によりASOの症状は4段階に分類されています（**表4**）。

足関節／上腕血圧比（ankle brachial index；ABI、**図10**）は簡易的な診断方法であり、0.9までが正常、0.7以下になると間欠的跛行が出現するといわれています。触診で

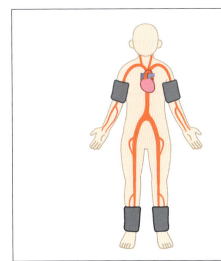

図10 足関節／上腕血圧比（ABI）

　動脈拍動が触れない、ABIが0.9以下であれば、CT・MRI・血管造影などで診断をします。鑑別には閉塞性血栓血管炎（バージャー病：TAO）や膠原病、急性塞栓症などを考慮します。

　主な治療は慢性変化であるため、背景にある危険因子のコントロールが主となり、ほかに薬物療法、運動療法などの保存療法から開始し、改善がなければ血行再建（血管内治療・バイパス手術）が選択されます。

―|ケ|ア|に|つ|な|が|る|ア|ド|バ|イ|ス|―

　服薬管理や指導、重症虚血の場合は下肢潰瘍・壊死を予防するためのフットケアが大切になります。また長期的に透析を受けている場合は特に重症化しやすいため早期発見・早期治療が重要となります。

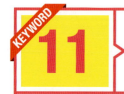

心臓弁膜症

ひとこと解説
心臓弁膜症は無症状で緩徐に進行しますが、症状が出現すると予後は不良となり、侵襲的な治療が必要になります。

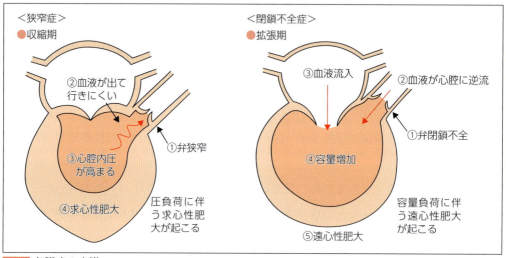

図11 弁膜症の病態
狭窄症：血液の通り道が細くなり、弁の先への血液の流れが障害される。弁口が狭くなっているため、血液を押し出すときに弁の手前にある心腔が大きな抵抗を受ける＝圧負荷。
閉鎖不全症：弁がきちんと閉じないため、圧の高いほうから低いほうへ血液が逆流してくる。手前からもどんどん血液が流入し、弁の手前の心腔が受け取る血液の容量が多くなる＝容量負荷。

　ヒトの心臓には右心房、右心室、左心房、左心室の4部屋があり、それぞれの出口に三尖弁、肺動脈弁、僧帽弁、大動脈弁があります。心筋のポンプ作用で送り出された血液は、この弁によって逆流することなく血液循環を効率よく行っています。この弁が、先天的もしくは後天的因子（リウマチ熱、動脈硬化、心筋梗塞、外傷など）によって正常に機能しなくなる病態を心臓弁膜症といいます。心不全の三大原因疾患（虚血性心疾患、心筋症、弁膜症）の1つです。
　弁の異常形態として通過障害である狭窄症と、駆出した血液が逆流する閉鎖不全症があります（図11）。代表的な弁膜症は僧帽弁と大動脈弁の狭窄症または閉鎖不全症です。

複数の弁膜症を同時に罹患する場合もあり、これを連合弁膜症といいます。狭窄症は血流通過に過度の駆出力を要し（圧負荷）、閉鎖不全症では血流の循環効率悪化による心負荷（容量負荷）のため、いずれの病態も心筋肥大をきたし心筋障害から心不全へと慢性に進行します。徐々に進行するため自覚症状がないことも多いですが、動悸、息切れ、呼吸困難など非特異的な臨床症状が主要症状となります。これらの臨床症状の他に聴診、胸部X線、心電図や心臓エコー、心臓カテーテル検査で診断します。弁膜症は原則自然治癒することはなく、根本治療は弁を取り換えるしかありません。主な治療は症状の進行程度に依存しますが、心不全が進んでいれば病態に応じた薬剤療法を行います。外科的治療では弁（機械弁・生体弁）置換術、弁形成術などがあります。近年ではカテーテルを用いた弁置換術や弁修復術、弁形成術などが開発され、より低侵襲での治療が可能となっています。

■ 大動脈弁狭窄症（AS）

　大動脈弁の弁口が狭くなり左室から大動脈への駆出障害により左室圧が上昇し左室肥大をきたす病態です。進行すると①狭心痛、②失神、③心不全（ASの三徴）などがみられ突然死することもあります。症状出現後、無治療での平均余命は①5年、②3年、③2年といわれています。高度のAS（弁口面積≦1.0cm^2、収縮期平均圧較差≧40mmHg）で手術適応となります。

■ 大動脈弁閉鎖不全症（AR）

　拡張期に大動脈弁が完全に閉鎖されないため、大動脈に拍出した血液が再び左室に逆流し容量負荷を受け左室が拡大・肥大する病態です。ARの原因は大動脈弁の器質的変化だけではなく、Marfan症候群や大動脈瘤など弁周囲の異常によるものもあります。

■ 僧帽弁狭窄症（MS）

　僧帽弁の狭窄により左心房から左心室への血液の流入が障害され、心拍出量の低下や左心房圧が上昇→肺動脈および右室圧の上昇により右心不全をきたす病態です。
　左心房圧上昇により高頻度で心房細動を認め、左房内・左心耳血栓による塞栓症のリスクが高まります。

■ **僧帽弁閉鎖不全症（MR）**

収縮期に左房から左室へ駆出した血液が左房に逆流し左室が容量負荷を受け拡張をきたす病態です。弁自体の障害による一次性MRと心筋症や心筋梗塞などによる二次性MRがあり一次性MRに比べ予後は不良です。感染性心内膜炎（IE）の発生頻度が高率となります。

|ケ|ア|に|つ|な|が|る|ア|ド|バ|イ|ス|

弁膜症は無症状で経過するため発見に時間を要しますが、いずれも心雑音が聴取されるため聴診が重要です。またその種類により起こりやすい合併症が違います。それぞれの特徴を捉えて全身の観察をします。

MEMO

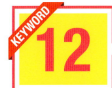 心筋症

> **ひとこと解説**
> 心筋症は進行性疾患で、不整脈による突然死の可能性があります。現在のところ心臓移植以外に根本治療はなく合併症予防、苦痛緩和が優先されます。

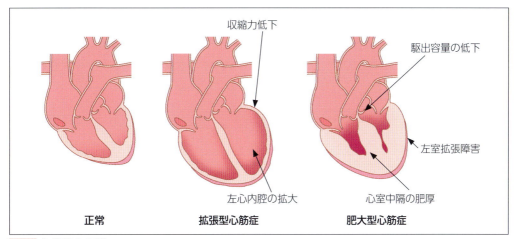

図12 心筋症の病態

　心筋の異常で心臓の全身に血液を送り出すポンプ作用が障害される疾患を心筋症といいます。特発性、特定性（二次性）に分類されます。代表的な疾患は拡張型心筋症（DCM）と肥大型心筋症（HCM）です（図12）。

■ 拡張型心筋症（DCM）

　伸びきったゴムのように心筋が菲薄化し拡張することにより心室の収縮不全をきたす病態を拡張型心筋症（dilated cardiomyopathy；DCM）といい、ほとんどが原因不明の特発性です。DCMは原則進行性であり、心不全症状、心臓の形状変化（左室拡大）による弁の閉鎖不全（MR）、心筋変性による致死性不整脈などを合併し、HCMと比較し予後は不良です。特発性のため根本治療は心臓移植しかなく、その他すべては対症療法となります。左室の収縮力が低下し心室内に血液がうっ滞し血栓が生じやすいため、血栓

症予防のため抗凝固薬の投与も行われます。近年はペースメーカの性能向上や薬物治療も進歩し、予後は改善しています。

■ 肥大型心筋症（HCM）

心筋が肥大化することでも心臓のポンプ機能は障害され、そのなかで高血圧症や弁膜症など明らかな原因があるものを除いた疾患群を肥大型心筋症（hypertrophic cardiomyopathy；HCM）といいます。部分的な心筋肥大が特徴で多くは心室中隔に高度の肥厚（非対称性肥大）がみられます。左室流出路狭窄を伴うものを閉塞性肥大型心筋症といい、非閉塞性と区別します。HCMは無症状のこともありますが、肥大した心筋（特に心室中隔）により血液の駆出容量が低下し、失神や突然死となることがあります。また心臓の形状変化による弁膜症、不整脈などを合併し重症例では心不全症状を呈します。根本治療はなく合併症に対する対症療法が主となります。

ケアにつながるアドバイス

心筋症は、心不全症状の改善、血栓塞栓症予防、不整脈治療（突然死予防）などの対症療法が中心となります。患者自身の疾病管理が予後に影響するため家族を含めた生活指導が重要です。心臓リハビリテーション、栄養管理など多職種で支援しながらQOL向上に努めます。

KEYWORD 13 心タンポナーデ

ひとこと解説
心嚢腔における心嚢液の急激な貯留は拡張障害をきたし、ショックあるいは心停止を引き起こします。

心臓とそれを覆う心外膜の間（心嚢腔）に液体もしくは気体が貯留することにより、心臓のポンプ作用が制限される病態を心タンポナーデといいます（図13）。心嚢腔には一般に50mL程度の心嚢液が存在しますが、100mL程度の容量増加で本病態に移行します。

心筋の動きが急激に制限（拡張障害）され、血圧維持ができない場合（閉塞性ショック）、早急に対応しないと心停止に陥ります。原因は、外傷による心筋損傷や大動脈解離が上行し心嚢腔内に出血した場合などの急激な進行以外にも、心筋梗塞、急性心外膜炎、膠原病、悪性腫瘍の転移など、徐々に液体貯留が進むこともあります。臨床的には右心不全徴候やBeckの三徴、奇脈、頻脈などがみられますが、心エコーによる心嚢液貯留の確認が最も確実です。治療としては心嚢穿刺を行い、液体（気体）を吸引するか、心膜開窓術により除圧、止血を図る方法があります。

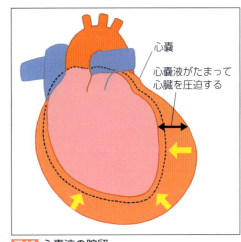
図13 心嚢液の貯留

用語解説

Beckの三徴
　血圧低下、頸静脈怒張、心音微弱。
奇脈
　吸気時の収縮期血圧が呼気時より10mmHg以上低下する。
　いずれも心タンポナーデ時の他覚所見として観察されやすい。

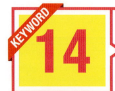

感染性心内膜炎（IE）

ひとこと解説

全身への感染の拡大により、全身状態が悪化します。人工物が体内にあることにより感染リスクが高まります。

感染性心内膜炎（infective endocarditis；IE）とは、無菌である血液中に、細菌（黄色ブドウ球菌、腸球菌など）や真菌などが侵入し、心臓弁膜や心内膜に着床・増殖し持続性の菌血症を起こす病態です（図14）。自然治癒はせず、弁膜障害による心不全、心筋障害、浮遊菌塊によ

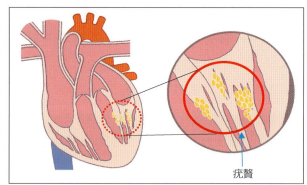

図14 疣贅（vegetation）

る塞栓症状などを合併します。全身状態が悪化すると、予後が非常に悪くなります。免疫力の低下している患者さんでの発症が主ですが、抜歯（約50％）、人工弁置換術、ペースメーカやカテーテル長期留置などが誘因となることもあります。

診断は、重篤な感染徴候（難治性の高熱や炎症反応の増加など）、複数回の血液培養で同一菌が陽性となること、心エコーでの弁周囲の疣贅（vegetation）（図14）が特異的です。

適正な抗菌薬の長期投与を行いますが、弁崩壊が認められ、薬物治療で心不全がコントロールできない場合は、外科的手術による弁置換術が行われます。

ケアにつながるアドバイス

IEは、発熱や食欲不振・全身倦怠感や治療の長期化、重症化など苦痛をもたらします。症状や治療による苦痛の緩和を図るとともに、塞栓症や心不全などの二次的合併症の予防と早期発見に努めます。

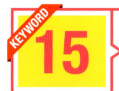

静脈血栓塞栓症（VTE）

ひとこと解説

塞栓範囲により致死的になり得る疾患です。原因は深部静脈血栓症（DVT）によるものが多く、DVTを予防することが重要です。

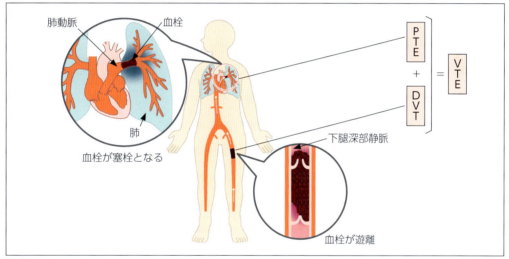

図15 静脈血栓塞栓症（VTE）

血流にのった異物（血栓・脂肪・空気・腫瘍・羊水・菌塊など）が肺動脈に詰まることにより、肺でのガス交換が困難となる肺塞栓症（pulmonary embolism；PE）のなかで、血栓による塞栓症を肺血栓塞栓症（pulmonary thromboembolism；PTE）といいます（図15）。下肢深部静脈にできた血栓（deep venous thrombosis；DVT）が原因であることがほとんどですが（95％）、上肢にできた血栓によることも報告されています。

近年では、PTEやDVTなどの静脈にできる血栓症を包括して静脈血栓塞栓症（venous thromboembolism；VTE）と呼びます。

■ 原因

VTEは、①血流の停滞や、②凝固異常（凝固亢進）、③血管内皮障害などの原因で発

症します（ウィルヒョウの三徴）。エコノミークラス症候群（ロングフライト症候群）という病名で広く認知された長時間の同一姿勢や、下肢・骨盤の術後、長期のベッド臥床、中心静脈カテーテル留置、肥満、妊娠などの物理的因子やプロテインC/S欠乏症、アンチトロンビン欠乏症など先天的因子、ステロイド・経口避妊薬・ホルモン剤内服などの薬剤性、SLE、抗リン脂質抗体症候群などの後天的因子があります。

■ 症状

VTEの症状は、塞栓範囲によってさまざまで全くの無症状であることも多く、検査で偶然発見されることもあります。DVTでは、血栓性静脈炎を合併すれば下肢の疼痛、腫脹がみられます。膝関節以下のDVTは重篤なPTEに陥る可能性は比較的少なく、大腿部以上より近位のDVTは血栓回収や下大静脈フィルター留置などの緊急対応を要することになります。PTEの多くは息切れ、動悸、胸痛などの非特異的な症状であり、広範囲塞栓の場合は意識消失や突然死で発症する可能性もあります。

■ 診断と治療

VTEの診断は、採血によるDダイマーの高値、下肢静脈エコーによる血栓の確認、造影CTなどを用います。PTEでは心エコーによる右心負荷像（肺に血流が流れないため）や、胸部造影CTなどで確定診断を行います。

PTEの治療法は、薬剤による血栓溶解療法（t-PA：組織プラスミノーゲンアクチベーター）・抗凝固療法や、外科的な血栓除去術などがあり、DVTの治療には抗凝固療法や下大静脈フィルター留置によるPTE移行予防があります。DVTは予防が大切であり、上記の危険因子を有する患者さんには、下肢の弾性ストッキングの装着や、間欠的空気圧迫（フットポンプ）の使用、低用量未分画ヘパリン投与、ワルファリンまたはDOACなどの抗凝固薬内服などを行います。

> **ケアにつながるアドバイス**
>
> PEは発症すると致死的になり得ることを念頭に、早期発見・早期治療とDVT予防に努めます。DVT予防には早期離床、下肢運動などが有効ですが病棟では安静臥床から立位になったタイミングで発症することが多く離床の際は呼吸状態など十分な観察が必要です。

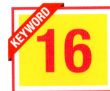

16 心不全

ひとこと解説
心不全は、寛解と増悪を繰り返しながら悪化する病態で、増悪要因や症候は多彩です。

心臓のポンプ機能が低下し、全身（各臓器や末梢組織など）の需要に見合った血液循環が維持できなくなった病態をいいます。

■ 急性心不全と慢性心不全

心不全には「急性心不全」と「慢性心不全」があり、急性心不全は、心筋梗塞や心筋炎などにより、急激に心臓のポンプ機能が低下する状態で、循環を維持できず、突然死する場合もあります。

一方、慢性心不全は、心臓のポンプ機能が慢性的に弱っている状態で、代償的に心臓を拡大したり、脈拍を増やしたりして、心拍出量を保ち、循環の維持を図ろうとします。しかし、長い経過で心臓は疲弊し、腎臓や肺、骨格筋など、さまざまな臓器や組織に循環障害が起きた結果、むくみや息切れ・呼吸困難、動悸、全身倦怠感、めまいなどの症状を呈します。

慢性心不全の代償が破綻し、急速に悪化した病態を「慢性心不全急性増悪」といいますが、明らかな症状や徴候を認める前からの治療介入が有効とされる現在では、急性・慢性の重要性は薄れてきており、慢性心不全も重症化すれば、急性心不全と同様、呼吸・循環が保てず、治療は難治性となり、死に至ります。

■ 左心不全と右心不全

心不全には、主に左室側が原因で起こる「左心不全」と、右室側が原因で起こる「右心不全」、両心室が悪くなる「両心不全」があります（図16）。

左心不全の具体的な症状として、①LOS症状：動悸、血圧低下、四肢冷感・チアノーゼ、乏尿、易疲労感、意識障害など、②肺うっ血症状：動作時の息切れ、呼吸回数の増

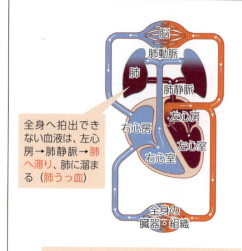
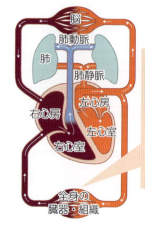

全身へ拍出できない血液は、左心房→肺静脈→肺へ滞り、肺に溜まる（肺うっ血）

右心側は、全身から戻る血液を肺→左心側へ送り込む役割を担い、右室機能が弱まると、全身を循環する血液が滞り、臓器や末梢組織に溜まる（体うっ血）。

心臓→全身へ血液を送り出す左室機能が弱まると、全身を巡る循環血液量が減少するため、臓器や末梢組織にさまざまな影響を及ぼす（低心拍出量症候群：low cardiac output syndrome）。

右心不全の特徴として、一部を除き、左心不全が起こると続発して右心不全も起こる、両心不全の状態になる。

肺の静脈系にうっ血（＋）、体液量の増加（－）

全身の静脈系にうっ血（＋）
体液量の増加（＋）＝体重増加！

左心不全　　　　　　　　　　　右心不全

図16　左心不全と右心不全

加、咳・喘鳴、起座呼吸があります。

　右心不全では、食欲不振、腹部膨満感、嘔気・嘔吐、便秘、腹水貯留、下腿浮腫、体重増加などを認めますが、"自覚症状をモニタリングする"ことは、心不全と上手く付き合う上で、非常に重要です。

　ニューヨーク心臓協会（New York Heart Association）が作成したNYHA分類は、自覚症状による重症度で分類され、数字が大きくなればなるほど、心不全は重症化・難治性となり、予後も悪くなります（表5）。

■ 心不全の原因

　慢性心不全の原因として、①血行動態の異常、②心筋の異常、③不整脈があります（表6）。これらの基礎心疾患に加え、高血圧や糖尿病、慢性腎臓病など、さまざまな併存疾患も、心不全を悪化させる原因になります。また、生活習慣病の原因となる生活・

表5 NYHA分類

Ⅰ度	Ⅱ度	Ⅲ度	Ⅳ度
・心疾患はあるが、通常の身体活動の制限はなし	・通常の身体活動で疲労、呼吸困難などが出現 ・通常の身体活動がある程度制限される	・普通以下の身体活動で愁訴出現 ・通常の身体活動が高度に制限される	・安静時にも呼吸困難を示す ・安静時にも心不全症状が出現

表6 慢性心不全の原因疾患

①血行動態の異常による心不全

血液を送り出す出口が狭くなる弁膜症や、血管に抵抗がある
→大動脈弁狭窄症、高血圧症など

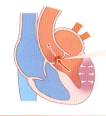

血液が心臓に逆流する弁膜症や、先天的に穴が開いている
→大動脈弁閉鎖不全症、心房や心室の中隔欠損症など

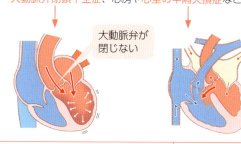

大動脈弁が閉じない

血液が心室へ流入しづらい
→僧帽弁狭窄症、三尖弁狭窄症

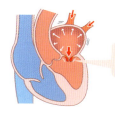

僧帽弁が狭い

心筋梗塞により、心室に瘤ができ、心臓が収縮する際に瘤へ血液が流入し、拍出量が低下

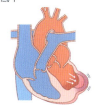

心臓を包む膜の病気や、心筋が硬くなる病気で、心臓への血液の戻りが悪い
→心タンポナーデや収縮性心膜炎、アミロイドーシスなど

②心筋の異常による心不全

・心筋梗塞や特発性心筋症（拡張型心筋症、肥大型心筋症など）、心筋炎など、心筋自体の障害
・貧血や慢性閉塞性肺疾患など、全身の低酸素が持続した状態
・甲状腺機能亢進症／低下症など、全身のホルモンや代謝の異常

③不整脈による心不全

・徐脈→ 洞不全症候群、完全房室ブロックなど
・頻脈→ 発作性頻拍症、心房細動など

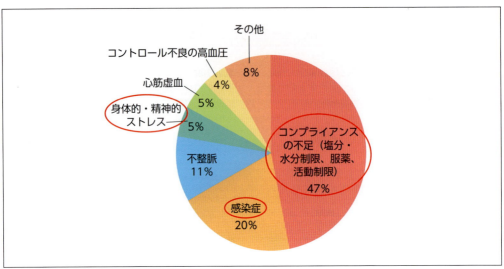

図17 心不全増悪による再入院の誘因　　　　　　　　　　　　　　　　　　（文献3を参考に作成）
○は患者自身で予防可能な生活的要因

食事などの不摂生や、内服忘れ・自己中断、高度のストレスなども心不全を悪化させます（図17）。

■ 心不全の経過と治療目標

　心不全は、寛解と増悪を繰り返しながら、徐々に病態が悪化する特徴を持っています。心不全の治療は、心不全増悪を予防し、増悪時に早期対処することで重症化を回避することが目的ですが、患者自身による食事管理、服薬管理、症状モニタリングなどの疾病管理は、上記の半数以上を占める生活的要因を予防することにつながり、心不全治療薬に匹敵するほどの効果があります（図18）。

　心不全の治療目標は、急性期では救命すべく、迅速かつ的確に重症度や病態を把握し、循環動態・呼吸状態の安定化や症状緩和を図ることです。急性期治療が奏功し、心不全の症候が改善しても、前述のような病態特性を持っているため、急性期から慢性期へ移行する際も、引き続き原因疾患に対する治療を行います。

　慢性期では、症状を緩和しQOL・生命予後を改善することを目標に、ACE阻害薬／ARBやβ遮断薬、利尿薬などの薬物療法、併存疾患に対する治療、必要に応じてICD／CRT、PCI、外科的治療、緩和ケアなどを行います。

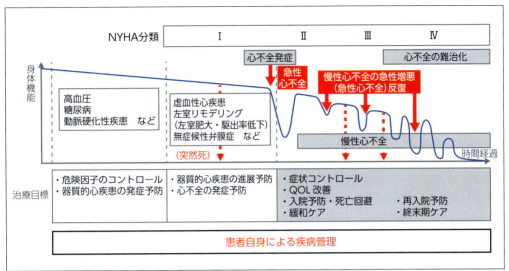

図18 心不全の経過と治療目標　　　　　　　　　　（文献4を参考に作成）

ケアにつながるアドバイス

心不全は患者自身による疾病管理が予後に影響を与えます。再入院・重症化を回避するための早期受診のタイミングや食事や運動などさまざまな視点での生活指導が必要です。病態と増悪要因、生活背景を的確に考察し、患者さんが望む生活を送れるよう支援することが重要です。

2 ナースが押さえておきたい循環器の**検査**重要キーワード

KEYWORD 17　胸部X線検査

ひとこと解説
心臓の大きさや肺の情報を得ることができる検査です。

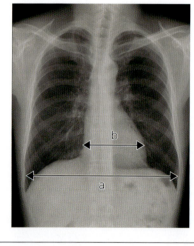
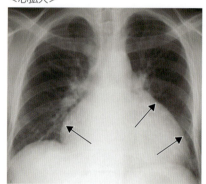

図19　胸部X線画像
心胸郭比（CTR）＝心臓の横幅（b）÷胸郭の横幅（a）×100％で求められる。

　心臓の疾患の進行に伴い、心拡大が起こります。心臓の拡大の程度を知るには、心胸郭比（CTR）の測定と比較を行います（図19）。CTRは50％までを正常とし、それ以上の場合は心拡大があると考え、精査の対象となります。胸部X線検査ではCTRだけでなく、心不全に伴い起こる肺のうっ血や胸水の貯留を認めることもあります。心不全の状態や程度を把握していく上で大切な検査です。

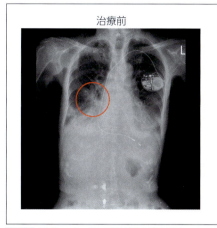 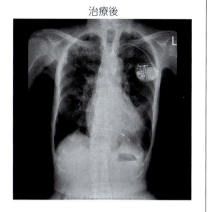

図20 肺うっ血（胸部正面X線写真）

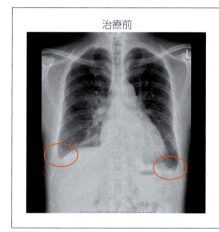 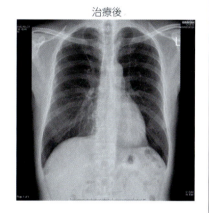

図21 胸水＋無気肺（胸部正面X線写真）

　循環器領域でのX線検査の活用として、重要な観察のポイントは、肺うっ血の有無（図20）、胸水の有無（図21、22）、無気肺の有無（図21、22）が挙げられます。

　X線は空気をよく透過し水分では透過性が低下するため、肺うっ血があると肺野は白っぽくなり、肺門陰影の拡大が認められます（図20）。

　また、胸水は肺表面から胸膜腔内へのリンパ液の漏出です。立位・座位でのX線写真では重力によって胸水が胸膜腔の下に貯留する所見が認められます（図21、22）。

　無気肺は痰などで肺の一部の含気が低下したために、X線上透過性が低下し、白っぽくなります。

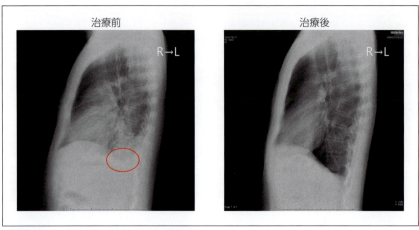
図22 胸水＋無気肺（胸部側面Ｘ線写真）

　集中治療部門では、心臓や肺の情報以外にも、患者さんに挿入されているライン（中心静脈ライン、スワン・ガンツカテーテル、挿管チューブ、胃管など）の位置が適切かどうかなどの判断のため、日常的に観察することが大切です。

|ケ|ア|に|つ|な|が|る|ア|ド|バ|イ|ス|
　一般的に心拡大がみられる場合は心臓の機能が低下しています。注意！

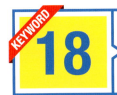

18 12誘導心電図

ひとこと解説
あらゆる角度から心臓の動きを把握でき、病態の検索に必須の検査です。

　心臓は電気仕掛けのポンプです。その電気の伝わり方（＝心臓の筋肉の収縮と拡張）を、波形としてみる検査が心電図検査です。刺激伝導系と正常な心電図波形を理解していることが大切です。12誘導心電図は、その名前にも表れているように四肢誘導と胸部誘導があり、12の方向から心臓の動きを把握できる心電図検査です（図23）。高血圧や不整脈の診断にも欠かせません。

　急性心筋梗塞を起こした患者さんの心電図は、経時的に特徴的な変化がみられます。正常な心筋の壊死が経時的に発症・進行することで電気刺激の伝わり方に変化・異常が

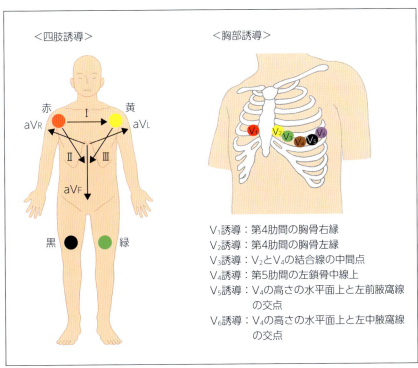

図23　四肢誘導と胸部誘導

表7 急性心筋梗塞の心電図変化と梗塞部位の関連

	四肢誘導（カブレラ配列）						右側胸部誘導		前胸部誘導						背側部誘導			責任冠動脈
	aVL	I	-aVR	II	aVF	III	V4R	V3R	V1	V2	V3	V4	V5	V6	V7	V8	V9	
前壁梗塞										↑	↑	↑						LAD
前壁中隔梗塞									↑	↑	↑	↑						LAD
広範前壁梗塞	↑	↑							↑	↑	↑	↑	↑	↑				LAD
側壁梗塞	↑	↑											↑	↑				LCX（LAD）
下壁梗塞				↑	↑	↑												RCA（LCX）
後壁梗塞															↑	↑	↑	LCX
右室梗塞				↑	↑	↑	↑	↑	↑									RCA

↑：12誘導心電図でST上昇のみられる誘導　LAD：左前下行枝　LCX：左回旋枝　RCA：右冠動脈

（文献5より引用改変）

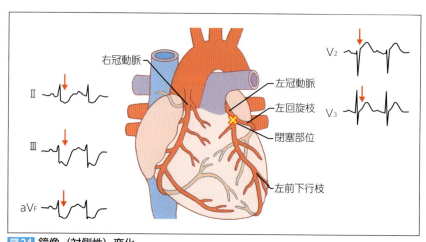

図24 鏡像（対側性）変化
前壁梗塞でV₂、V₃の前胸部誘導でST上昇している（→）。その対側の下壁誘導Ⅱ、Ⅲ、aVFでは著明なST低下を認める（→）。

起こるからです。12の方向から心電図を検査することで、3本ある冠動脈（右冠動脈、左冠動脈前下行枝、左冠動脈回旋枝）のどの部位に心筋梗塞を起こしているかを把握できます。急性心筋梗塞の心電図変化と梗塞部位の関連（表7）と、冠動脈の左前下行枝の閉塞により前壁梗塞を発症した症例の心電図（図24）をみてみましょう。V₂、V₃の胸部誘導では、STの上昇が認められます。梗塞部位の対側になる下壁では、Ⅱ・Ⅲ・aVFでSTの低下を認めます（鏡像変化）。急性心筋梗塞では、冠動脈が閉塞した後、心電図

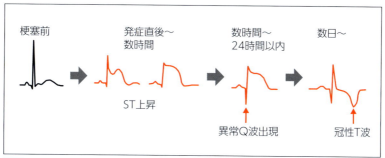

図25 心筋梗塞後の心電図変化

が刻々と変化していきます（図25）。病棟で狭心症の患者さんがモニター心電図を装着していてSTの異常を認めた場合は、12誘導心電図検査を行い、有意な変化かどうか判断する必要があります。

| ケアにつながるアドバイス |

経時的に心電図変化を比較・観察することが大切です。

19 モニター心電図・ホルター心電図・負荷心電図

ひとこと解説
各心電図検査の目的を知り、患者さんによって使い分けることが大切です。

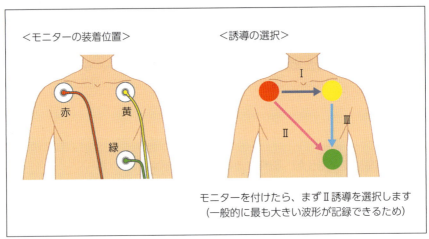

図26 モニターの装着位置と誘導の選択

12誘導心電図（p.43参照）は最も多くの情報を得られる検査として有効ですが、安静時に短い時間で検査を行わなければならないため、得られる情報に限りがあります。そのため、モニター心電図（図26、表8）や24時間ホルター心電図を装着し、日常生活を制限することなく長時間検査を行ったり、運動をして意図的に心拍数を上げ酸素消費量を増やして狭心症発作や不整脈の発現を誘発する負荷心電図を行ったりします。負荷心電図は心臓への負担がかかる検査のため、医師の観察下で実施することや、急変時の対応について周知しておくことが大切です。

モニター心電図は、非侵襲的かつ連続的に患者さんの心臓の状態を示してくれる、簡便で効果的なモニタリングの1つです。重要なことは、心拍数の観察だけでなく、心電図の波形を観察することです（図27）。

表8 モニターの電極を貼る際の注意点

・筋肉を避け、骨の上に貼る
・電極を貼る前に皮膚をよく拭く
・呼吸性に変動しない位置を選択する

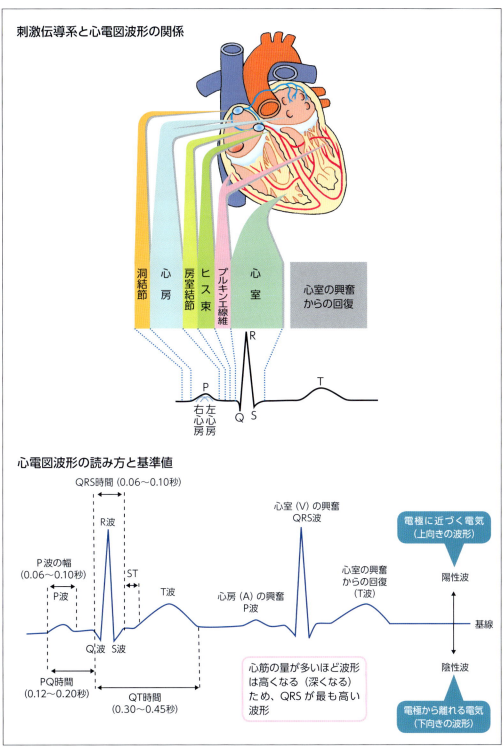

図27 刺激伝導系と心電図波形

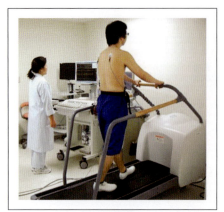
図28 トレッドミル心電図

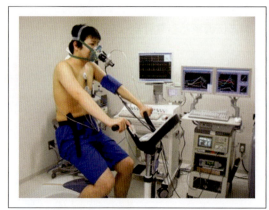
図29 CPX

　モニター装着により、患者さんの不安が増強したり、体動を制限したりしないように十分な説明も必要です。
　負荷心電図には、大きく分けて4つの目的があります。
①虚血性心疾患の診断・重症度の評価
②心疾患患者さんの運動耐容能と重症度の評価
③不整脈の診断・評価
④高血圧症の重症度評価
　一般的に行われている運動負荷試験の方法は、マスター2段階負荷試験、トレッドミル運動負荷試験、自転車エルゴメーター試験があります。トレッドミル運動負荷試験は、ベルトコンベアの上を歩く運動負荷の心電図検査です（図28）。エルゴメーター心電図は、自転車型の装置をペダルでこいで運動負荷をかける心電図検査です。CPXは、運動負荷の際に専用のマスクを装着して行い、心電図の情報のほかに呼気の酸素濃度や二酸化炭素濃度を測定する検査です（図29）。

ケアにつながるアドバイス

モニター心電図は簡便ですが、長時間の装着による皮膚トラブルやストレスなども観察が必要です。

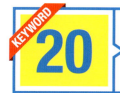

血液検査

ひとこと解説

心筋や血管の細胞の炎症・障害に伴い異常値を示すほか、酸素化された血液供給の減少などで全身の臓器障害を認める異常値があり、診断の項目として大切です。

血液検査でBNP（脳性ナトリウム利尿ペプチド）というホルモンの血中濃度値が上昇している場合、心肥大・心不全があるとされ、原因精査の対象になります。また、貧血は心不全の増悪を助長する要因となるため、貧血を示す値に注意します。さらに慢性心不全の場合は、うっ血肝に伴う肝臓の機能低下を示す値（AST、ALT、LDHなど）が認められることがあります。

急性期の疾患である急性冠症候群（p.6参照）・急性心筋梗塞（p.8参照）では、血液検査上トロポニン値（心筋細胞の筋原線維を形成する収縮蛋白の値）の陽性や、心筋逸脱酵素値の異常を認めます（表9）。そのほか、白血球、AST、ESR（赤血球沈降速度）の上昇もみられます。

表9 心筋逸脱酵素の異常値の推移

トロポニンⅠの検査は、簡便な迅速キットがあり早期診断に用いられる。

項目	上昇時間	最大値時間	正常化
CPK	3〜6時間	12〜36時間	3〜6日
CPK-MB	発症後	CPK値より早い	CPK値より早い
AST	6〜12時間	24〜48時間	4〜8日
ALT	6〜12時間	24〜48時間	4〜8日
LDH	12〜24時間	2〜4日	8〜14日
トロポニンⅠ	20分〜3時間	3〜6時間	14〜21日

CPK：クレアチンフォスフォキナーゼ
CPK-MB：クレアチンフォスフォキナーゼMB分画
AST：アスパラギン酸アミノトランスフェラーゼ
ALT：アラニンアミノトランスフェラーゼ
LDH：乳酸脱水素酵素

CPK-MBは心筋に多く含まれるCK分画であり、心筋梗塞による心筋崩壊で有意に上昇します。発症後3～4時間で上昇し、18～24時間でピークとなり、血行再建後数日で正常化します。

　心筋トロポニンは、健常人では上昇しません。微小な心筋傷害でも検出することができます。しかし、腎機能障害患者さんでは偽陽性となり、大動脈解離などの疾患でも上昇がみられます。1日に何回か血液検査を行い、異常値の上限を把握して治療方針や早期リハビリテーションの指標とします。大動脈解離では炎症反応の上昇に加え、Dダイマーなどの凝固系の項目に異常を認めます。

> **ケアにつながるアドバイス**
> 　胸痛を訴える患者さんの、ACSの診断を迅速に行う上で有用な検査の1つとして血液検査があります。

MEMO

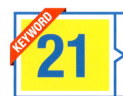

21 心臓超音波検査（UCG）

> **ひとこと解説**
> 心臓は血液を全身に送り出すポンプです。心臓超音波検査（経胸壁エコー法、経食道心エコー法）はポンプの機能を検査するのに効果的です。

心臓超音波検査（ultrasonic echocardiography；UCG）は検査の目的により、経胸壁からと経食道からの2つのアプローチ方法があります。経胸壁エコー法（transthoracic echocardiography；TTE）は非侵襲的で簡便さと安全性が特徴の検査です（図30）。心臓の部屋の大きさや弁の大きさ、血液の逆流の程度、心臓の筋肉の肥厚の程度、全身に血液を駆出する力や量・心嚢液の貯留などを把握することができます。その検査の目的に沿って、断層法・ドプラ法・Mモード法の使い分けをします。ドプラ法の中でも、心腔内の血流を色を付けて表示するカラードプラ法は心臓弁膜症の診断に大変役立ちます（エコープローブに向かってくる血流を赤く、エコープローブから逃げる方向の血流を青く表示します）。さらに、弁を通過する血流の速度を測定することによって、圧較差が算出でき弁の狭窄の程度も把握することができます。経食道心エコー法（transesophageal

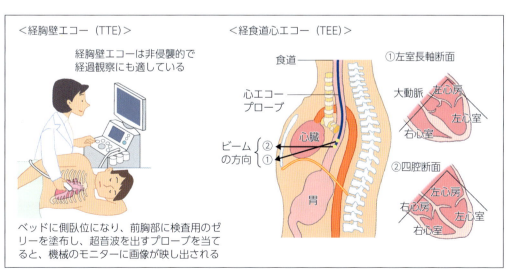

図30 心臓超音波検査（TTE、TEE）

echocardiography；TEE）は、先端に超音波を発する振動子が付いたプローブを胃カメラのように挿入し、食道側から心臓や大血管などを検査する方法です（図30）。TEEは侵襲的な検査であるため、前処置や薬剤投与、急変時への対応の準備などが必要です。

> **ケアにつながるアドバイス**
>
> UCG、X線検査、心電図は緊急時にベッドサイドですぐできる検査で、重要な情報を得られます。

MEMO

KEYWORD 22 CT検査（冠動脈・胸腹部）

ひとこと解説
主に循環器の疾患に特化した血管の病変を把握できます。

　CT検査（computed tomography：コンピュータ断層撮影法）はX線を使って身体の断面を撮影する検査です。ヨード造影剤を静脈から投与して行う場合を造影CT検査、造影剤を使わない場合を単純CT検査といいます。

　大動脈疾患の診断に非常に有用なのがCT検査です（図31）。造影剤を用いた検査では単純CTに比べ情報がより多く得られますが、腎機能への悪影響も考えられるので、腎機能にも注意して観察することが必要です。ただし、大動脈解離発症期などでは、救命的見地から必須の検査といえます（図32）。主に胸腹部では動脈の解離や動脈瘤の診断に用いられます。もちろん栄養する臓器の所見を得ることもできます。冠動脈のCT（図33）では、冠動脈の狭窄や閉塞部位を知ることが可能です。ほかの臓器とは異なり、心臓は絶えず動いているため、明瞭な画像診断を行うためにも脈を遅くして検査に臨むことが大切で、前処置として薬剤を投与し脈を遅くする場合があります。造影剤投与の

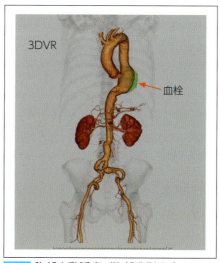

図31　胸部大動脈瘤（胸部造影CT）

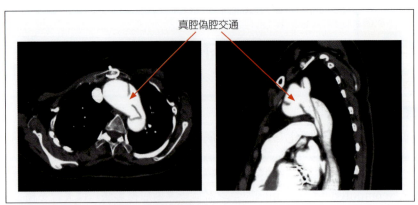

図32 弓部解離性大動脈瘤(胸部造影CT)

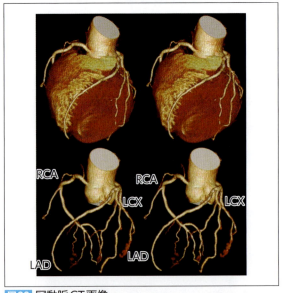

図33 冠動脈CT画像
RCA:右冠動脈　LAD:左冠動脈前下行枝　LCX:左回旋枝

　副作用の観察に加え、脈を遅くするための薬剤〔β遮断薬(注射薬コアベータ®や経口薬セロケン®)〕投与後の徐脈に伴う症状の出現などに注意が必要です。

|ケ|ア|に|つ|な|が|る|ア|ド|バ|イ|ス|
> X線検査より詳細な情報が得られ、大動脈疾患の診断には必須です。

KEYWORD 23 RI検査（核医学検査）

ひとこと解説
本来は、全身の臓器を対象とした検査です。循環器の領域では心筋シンチグラフィのことをRIといいます。

　ごく微量の放射性物質（RI：radioisotope：ラジオアイソトープ）を含む薬を静脈から投与して撮影していきます（図34）。心筋梗塞はないか、血流の少ないところはないか、心筋は正常に動いているか、全身に血液を送り出すポンプの働きは十分かなどを調べる検査です。撮影に要する時間は30～60分で、ほかの薬剤を服用している場合や運動負荷が行われている場合は3～4時間の間隔をあけ、2度目の撮影を行います。心筋にとりこまれるRI（塩化タリウムが主に用いられます）を注射し、集積したところを画像に撮影することで、心筋への灌流状態を知り、心機能を評価する検査です。

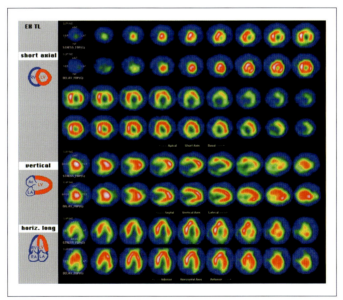

図34 RI検査（核医学検査）
心筋の血流や脂肪代謝から心筋の生存性（viability）を評価する。赤色の部分は血流が十分であり、逆に色が薄かったり抜けている部分は虚血や壊死が疑われる部位と評価する。

狭心症では心筋の虚血がみられますが、このような状態を把握するために本検査が行われ、PCI（p.62参照）やCABG（p.82参照）などの治療方針を決める情報にも役立ちます。また、それらの治療効果判定や心不全における度合い・予後評価として検査を行うこともできます。

> **ケアにつながるアドバイス**
> 循環器領域の心筋シンチグラフィでは、心筋の虚血域を画像で確認できます。

MEMO

KEYWORD 24 左心カテーテル・冠動脈造影（CAG）

ひとこと解説
心臓の左心系の機能や弁の状態、冠動脈の走行や狭窄の程度を把握できる検査です。

　大腿動脈や橈骨動脈にカテーテルを挿入して、逆行性に心臓まで到達させ、検査したい部位に造影剤を直接投与して心臓の各部位を造影することで診断する検査です。左心カテーテルとは左室造影（LVG）、大動脈造影（AOG）、冠動脈造影（CAG）の総称です（図35、36）。冠動脈の造影検査後、カテーテルによる治療（PCIなど→p.62参照）を引き続き行う施設が増えてきています。

　穿刺が大腿動脈の場合は前処置として剃毛が必要です。検査前の食事や服薬の中止が必要な場合もあります。検査は約1〜2時間で、穿刺する動脈の部位によって検査後の安静時間が異なります。圧迫止血の場合、大腿動脈で5〜7時間、橈骨動脈で4〜6時間が目安です。止血デバイスを用いる施設も増えています。

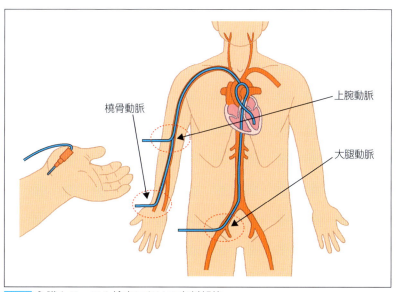

図35　心臓カテーテル検査における穿刺部位

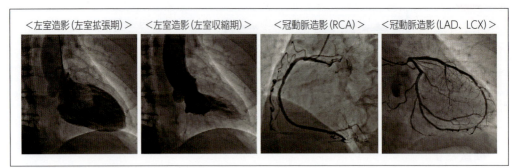

図36 左心カテーテル

表10 左心カテーテルの合併症

- 穿刺部合併症（後腹膜出血、仮性動脈瘤、動静脈瘻、血管閉塞、穿刺部感染）
- 脳梗塞・血管迷走神経反射
- Blue toe症候群
  （Blue toe症候群とは臨床的な総称で、コレステロール塞栓症と同義）
- 冠動脈損傷、空気塞栓、心筋梗塞
- 造影剤腎症
- 造影剤アレルギー・プロタミンショック
- ヘパリン起因性血小板減少症（HIT）

　左心カテーテル、冠動脈造影は侵襲的な検査であり、検査中に狭心症の発作を起こしたり重篤な不整脈を引き起こすことがあります（表10）。検査前には、それらを含めた医師からの説明、同意書取得が必要となります。患者さんの不安を緩和するための精神的ケアも必要です。

|ケ|ア|に|つ|な|が|る|ア|ド|バ|イ|ス|

　心臓の左心系の機能や弁の状態、冠動脈の走行や狭窄の程度を把握できる、侵襲的な検査です。合併症も理解して、異常の早期発見につなげましょう。

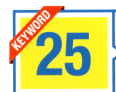

右心カテーテル

ひとこと解説
右心カテーテルは、心臓の内圧を測定する検査です。診断のためだけでなく、継続したモニタリングを目的として行うことも多くあります。

右心カテーテルで血行動態を測定する代表的なものにスワン・ガンツカテーテルがあります。大腿静脈か鎖骨下静脈、正中静脈、内頸静脈からスワン・ガンツカテーテルを挿入し、肺動脈までカテーテルを進め、各心内圧の測定を行う検査です（図37）。この場合の心内圧とは、右房圧・右室圧・肺動脈圧・肺動脈楔入圧です。また、心拍出量の測定ができます。CCUやICUでは、スワン・ガンツカテーテルを留置してタイムリーに心内圧を観察し、継続的な治療の指標にします。右心カテーテル検査のみを行うことは少なく、左心カテーテル検査も同時に行うことが多いため、前処置や検査中の注意点は左心カテーテルの項目（p.57参照）を参考にしてください。

スワン・ガンツカテーテルを留置して継続的に観察を行う場合には、カテーテルによる合併症にも注意が必要です。右心房→右心室→肺動脈と心臓の中に留置されるため、心室性の不整脈を誘発したり、カテーテル感染が生じて重篤な合併症を引き起こします。

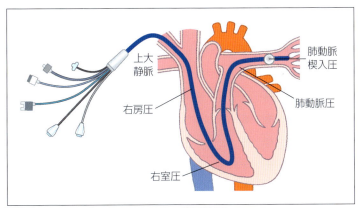

図37 スワン・ガンツカテーテルの留置位置
通常、大腿静脈か鎖骨下静脈、正中静脈、内頸静脈から挿入し、右心房から右心室を通り、肺動脈内に留置される。

肺動脈楔入圧を測定する場合は、カテーテルの先端に付いているバルーンを拡張させて検査します。肺動脈楔入圧を観察し終えたら、カテーテルのバルーンの拡張を解除することが、カテーテルの安全管理上大切です。血管損傷の合併症を起こす場合もあるため、肺動脈や肺動脈楔入圧の波形を覚え、異常の早期発見につなげます。

> **ケアにつながるアドバイス**
>
> 重症心不全患者さん・開心術後の患者さんの持続的なモニタリングにより、血行動態を観察しましょう。

MEMO

KEYWORD 26 心臓電気生理学的検査（EPS）

ひとこと解説
刺激伝導系の正常を理解しましょう。

　心臓カテーテル検査と同様に、電極カテーテルという細い管を足や首の動脈や静脈からX線透視下に心臓の中に入れ、心臓内のさまざまな場所で心電図を記録、あるいは心臓を電気的に刺激し反応を確認します。この検査により心臓のどの部位に電気系統の異常があるのか、また不整脈が心臓内のどこから、どのように発生するのかといった情報が得られます。EPSで得られた不整脈の機序や、原因になっている部位を知るためにも、刺激伝導系の正常を知ることが大切です（図38）。検査に要する時間は1〜3時間で、穿刺部位によって、検査後の安静時間は異なります（p.57参照）。最近はEPSのみを行うことは少なく、カテーテルアブレーション（p.66参照）に先行して同時に行い、そのまま治療する施設も増えています。

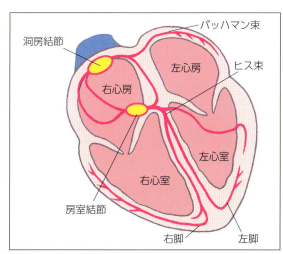

図38　正常刺激伝導系
刺激伝導系は洞房結節より始まり、心房から心室へ効率性を重視した伝導路により成り立っている。洞房結節は心臓のリズムを作り出すところ、房室結節は心房から心室への電気信号を調節するところである。

ケアにつながるアドバイス
　EPS（electrophysiological study）は心臓内の細かい電気の興奮順序や不整脈の機序を解明するのに効果がある検査です。

3 ナースが押さえておきたい 循環器の治療とケア 重要キーワード

KEYWORD 27 経皮的冠動脈インターベンション（PCI）・経皮的古典的バルーン血管形成術（POBA）・ステント（STENT）留置

ひとこと解説
適応疾患は虚血性心疾患で、大腿動脈、橈骨動脈、上腕動脈などからカテーテルを挿入し、冠動脈を拡げる治療です。

　PCI（percutaneous coronary intervention）とは日本語で経皮的冠動脈インターベンションといい、POBA、ステント留置などさまざまなものがあります。POBAとは経皮的古典的バルーン血管形成術といって、バルーンカテーテル（先端に風船が付いているカテーテル）を心臓の血管の狭くなっているところに挿入し、風船を膨らませて血管を拡げる治療です（図39）。また、カッティングバルーンといって、風船に刃が装填されており、風船を膨らませると刃が現れ、血管内腔に切開を加えてさらにバルーンによって拡張する方法もあります。

　ステントの治療目的はPOBAと同様です。風船のところにメッシュ状の金属（ステント）を装填し、POBA同様狭くなった血管にカテーテルを進めて風船を膨らますことによりステントを拡げて血管に留置する治療です（図39）。ステントと組み合わせることにより、POBAのみよりも再狭窄の確率が低くなるとされています。

　POBAの中でも近年では小血管や再狭窄病変に対して薬剤コーテッドバルーン（drug-coated balloon；DCB）／薬剤溶出性バルーン（drug-elution balloon；DEB）といったバルーンを用いることがあります。これはバルーンを拡張して血管壁に薬剤を付着させることで再狭窄予防を図るために使用します。また同様の目的でSTENTにも薬物溶出

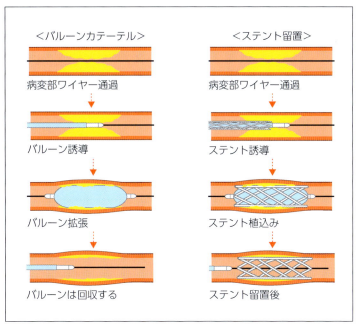

図39 バルーンカテーテルの手順およびステント留置
ステントは小さいメッシュ状の筒の形をしている。

性ステント（drug eluting stent；DES）があります。

　一般的な穿刺部位は冠動脈造影同様、大腿動脈・上腕動脈・橈骨動脈の3カ所です。近年では技術とデバイスの進歩により橈骨動脈アプローチによる低侵襲治療の頻度が高くなっています。それぞれの治療に要する時間は1～2時間程度で、術後の安静時間は穿刺部位などによって異なります。

ケアにつながるアドバイス

　PCI施行中は一時的に冠血流を途絶するため、胸痛や血圧低下、不整脈などの異常をきたすことがあります。急変時に対応できるよう準備しておきましょう。

KEYWORD 28 方向性冠動脈粥腫切除術（DCA）・ロータブレーター

> **ひとこと解説**
> 大腿動脈または橈骨動脈（DCAは大腿動脈）からカテーテルを挿入し、病変部位を削って血管を拡げる治療です。

　DCA（directional coronary atherectomy）とは方向性冠動脈粥腫切除術のことで、病変部にDCA専用のカテーテルを挿入し、粥腫（プラーク）を削り取る治療方法です（図40）。ロータブレーターとは、DCA同様に病変部を削る治療方法です。先端にダイヤモンド粒子が埋め込まれた高速回転ドリルで病変部を削って破砕します。硬い動脈硬化の病変は石灰化（石のように硬くなること）が強くなります。石のように硬くなったパイプ（血管）は柔らかい風船（バルーン）では拡げられません。このようにバルーンでは硬くて拡げられない血管に用いるのがロータブレーターです。削りかすは非常に小さいため、血管内で目詰まりを起こす心配は少ないとされています。

　以前は病変部の除去が主な目的としてロータブレーターが行われていましたが、薬物溶出性ステント（drug eluting stent；DES）が主流になってきたことにより、ステントを置きやすくするために血管を整えたり、ステントのポリマー損傷を防ぐ目的としても使用されるようになってきています。

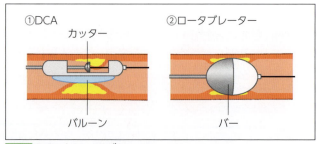

図40 DCAとロータブレーター
①バルーンでカテーテルを固定し、カッターでアテロームを削り取る。
②バーを高速で回転させてアテロームを削り取る。

拡張方法にも多くの種類があるため（p.62参照）、病変部位の状況によって治療方法が選択されます。どの方法で治療を行う場合でも造影剤によるアレルギーや、腎障害、心タンポナーデ、急性冠閉塞、不整脈、穿刺部の出血などの合併症に注意し、バイタルサインのチェックや穿刺部の観察などを忘れないようにしましょう。

> **ケアにつながるアドバイス**
>
> 　観察項目などは基本的に前項のPCIと大きく変わりません。合併症としては、カテーテル挿入部からの出血、同部位の感染、脳血管障害、心筋梗塞、冠動脈の穿孔、解離、腎不全などがあります。それぞれの特徴を理解し、異常の早期発見に努めましょう。

用語解説

ロータブレーター（Rotablator）

　ロータブレーターによる治療のことを高速回転冠動脈アテレクトミー（Rotational Coronary Atherectomy）といいます。これは、冠動脈がコレステロールや石灰化などにより動脈硬化を起こして狭くなったとき、この病巣を削り取るドリル（これをBurrと呼びます）のような治療具です。ちょうど歯医者さんが歯の治療の際に使うドリルとよく似ています。

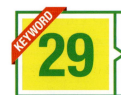

カテーテルアブレーション（ABL）

> **ひとこと解説**
> カテーテルを用いて心臓内の異常興奮部位を電気焼灼し、正常なリズムを取り戻す治療です。

　カテーテルアブレーション（ablation；ABL）は、経皮的カテーテル心筋焼灼術と呼ばれカテーテル手術の1つです。カテーテルを大腿静脈や内頸静脈などから挿入し、不整脈を引き起こす異常な心筋組織に対して高周波で熱を加え、部分的に焼灼（火傷のような感じ）を行い正常なリズムを取り戻す治療方法です。対象となる不整脈を**表11**に示します。PSVT、AVRT、AVNRT、AFLは1回の治療で90％以上の症例が根治可能で、手術時間も1〜2時間程度です。逆に治療の難易度が高い疾患としてAF（p.14参照）、器質的心疾患〔OMI（陳旧性心筋梗塞）、DCM（拡張型心筋症）〕に合併するVT（p.12参照）が挙げられます。根治の確率が低く手術時間も3〜5時間程度かかることもあります。

　心房細動（発作性心房細動含む）に対するカテーテルアブレーションとしては肺静脈隔離術（PV isolation）があります。心房細動は肺静脈から無秩序に発生する肺静脈電位がきっかけで起こるケースが多いため、肺静脈の周りをアブレーションで焼灼（**図41**）し、肺静脈と左心房を電気的に隔離して肺静脈電位が心房内に入ってこないようにする方法です。肺静脈隔離術は右房側から心房中隔を穿刺するBrockenbrough法を用いて行います。

表11 アブレーション治療の対象となる不整脈

1. 上室性の頻脈性不整脈
   ①発作性上室頻拍（PSVT）
   　・房室回帰性頻拍（AVRT）
   　・房室結節リエントリー頻拍（AVNRT）
   ②心房頻拍（AT）
   ③心房粗動（AFL）
   ④心房細動（AF）
2. 心室性の頻脈性不整脈
   ①心室頻拍（VT）

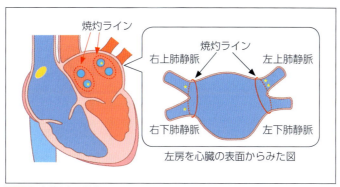
図41 肺静脈隔離術

　アブレーションの利点としては低侵襲で治療を行うことができ、患者さんの負担が少なくて済むことや、根治的な治療であるため手術が成功すれば患者さんのQOLの向上に役立ちます。
　合併症は血管損傷・気胸・弁損傷・心臓穿孔（心タンポナーデ）、房室ブロック、血栓塞栓症、感染症などが挙げられます。そのため、バイタルサインを含めた全身観察と、不整脈の再発、胸部X線、心エコーなどで合併症の有無を確認することが大切です。

ケアにつながるアドバイス
特に肺静脈隔離術においては発生頻度と重症度からも心タンポナーデと脳梗塞には注意が必要です。そのため、バイタルサインを含めた全身状態の観察がとても大切です。

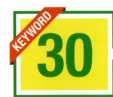

30 電気的除細動・カルディオバージョン

ひとこと解説
胸壁から直流電流を通電し、頻脈性不整脈を洞調律に戻す治療です。

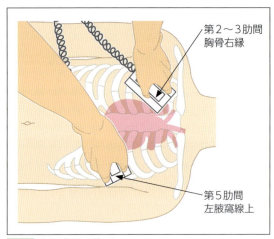

図42 除細動器の使用

　電気的除細動とカルディオバージョンはともに除細動器を用いた電気ショック（カウンターショック）です（図42）。心静止には使えません。

■ 電気的除細動

　心室細動、無脈性心室頻拍などの致死性不整脈に対して行うカウンターショックを電気的除細動（defibrillation）といいます。直流電流を心臓に通電し一斉に心筋組織を脱分極させ、不整脈を洞調律に戻す治療方法で、致死性不整脈では第一選択となります。発症から5分以内の早期に行われることが生存率改善のためにとても重要です。除細動時は、単相性（monophasic）電流の機種を使用する場合には360J（ジュール）、二相性（biphasic）電流の機種を使用する場合は120〜200Jを用い、非同期で1回の通電を行います。1回で除細動できなければ繰り返し通電します。

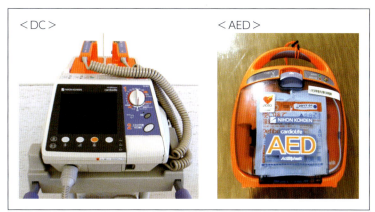

図43 DCとAED

■ カルディオバージョン

　心房細動、心房粗動、発作性上室頻拍、心室頻拍などの頻拍性不整脈に対し行うカウンターショックをカルディオバージョン（cardioversion）といいます。頻拍の原因となっている心筋内の反復性リエントリー回路の電気的循環を停止させることを目的として行います。こちらは待機的に行うため鎮静下で実施します。単相性でも二相性でも、通常100Jを用い、心電図上の心室波形主棘（QRS）に同期させて通電します。1回で無効な場合はJ数を上げて繰り返し通電します*。

　除細動は法的には医師の指示のもとで実施しますが、救命率向上のために早期の除細動が推奨されています。近年、医療従事者以外でも使用できる自己診断機能を持った自動体外式除細動器（automated external defibrillation；AED：図43）の普及が進んでおり、病院以外でも多くの場所に設置されています。またBrugada症候群や心筋症などによって、致死性不整脈発生による突然死の危険性が高い症例には植込み型除細動器（implantable cardioverter defibrillator；ICD）が用いられます。

＊心房粗動などでは50Jの低Jでも有効のことが多いが、多形性心室頻拍では、より高いJ数（200J）を用いて行うこともある。

┤ケアにつながるアドバイス├

　待機的なカルディオバージョン施行後は意識レベルの確認、神経学的所見、通電した部位の皮膚の炎症などに注意しましょう。

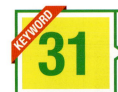

心臓ペースメーカ（PM）

ひとこと解説
徐脈性不整脈に対しペースメーカから電気刺激を心臓に送り正常なリズムを保つ治療です。侵襲を伴うため合併症の出現に注意！

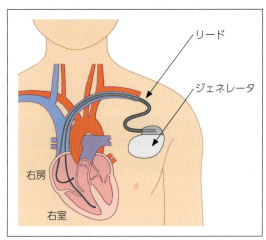

図44 ジェネレータとリード

　心臓ペースメーカ（pacemaker；PM）は刺激伝導系が異常をきたした病気（徐脈性不整脈）に対し、人工的に心臓に電気刺激を与え調律の異常を補整する装置です。

　ペースメーカの本体（図44）は発振器（ジェネレータ）と電線（リード）で構成されています。緊急時に一時的に使用する体外式ペースメーカもありますが、恒久的ペースメーカではジェネレータを前胸部（鎖骨の下の皮下）に植込み、リードは鎖骨下静脈を介して心臓の中から右心房・右心室（心尖部）に植込みます（図44）。リードを通して心臓の情報を得て、必要な電気信号をジェネレータから送り、心房・心室に刺激を与え心拍数を補整する働きを担います。

　手術は局所麻酔で行い、鎖骨の下約4cm程度切開し1～2時間程度で終わります。合併症としては出血・血腫、心臓穿孔、リード線の移動・脱落、気胸・血胸、血栓塞栓症、感染、ペースメーカ機能不全などが挙げられます。

表12 ペースメーカの設定モード

1文字目	2文字目	3文字目	4文字目
刺激電極の位置	感知電極の位置	応答様式	心拍応答機能
A = Atrium（心房）	A = Atrium（心房）	T = triggered（同期）	R = Rate modulation（心拍応答）
V = Ventricle（心室）	V = Ventricle（心室）	I = Inhibited（抑制）	
D = Dual（A + V、両方）	D = Dual（A + V、両方）	D = Dual（T + I）両方	

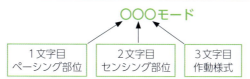

- **刺激**：ジェネレータが心筋を興奮させる電気刺激（pacing；P、ペーシング）を出す機能。刺激の出力を表す閾値（心臓を興奮させる最小の刺激の強さ）を設定する際、出力が弱ければ心筋を興奮させられずペーシングできない。しかし、閾値を超えた強さで刺激すればペーシングは可能だが、電池の消費量が多いというデメリットがあるため、個々の状況において最小限の出力高を設定する必要がある。
- **感知**：心臓の自発的興奮があった場合にジェネレータが心筋興奮と認識する機能が感知する（sensing；S、センシング）。どの程度の波高を感知するかを感度という。
- **抑制**：自己の心拍がある場合ペースメーカによるペーシングは必要ない。このときに不要なペーシングをしないようにするのが抑制（Inhibit：インヒビット）。自己心拍がなければペーシングされることになり、設定最少心拍数が保障される。
- **同期**：心室収縮は心房の収縮からわずかに遅れることで、より効率のよいポンプ機能を発揮する。より生理的な心臓の動きに近づけるため心房興奮を感知あるいはペーシング後に、そこからわずかに遅らせたタイミングで心室をペーシングする機能を同期（trigger；T、トリガー）という。
- **心拍応答**：通常、ペースメーカは設定された最低限の心拍をペーシングする機能しかない。しかし、運動負荷が加わった状態では、その最低心拍では身体の酸素需要の多さに供給が間に合わない。心拍応答機能（rate modulation；R、レートレスポンス）は身体の揺れや呼吸状態を感知するセンサーがあり、活動の強度に合わせた心拍数となるようにペーシングする（ペースメーカ本体の機能にない場合もある）。

必要な電気信号を送るためにペースメーカの設定モードがあります（**表12**）。

ペースメーカの電池寿命は約10年といわれていますが、不必要な心拍回数のペーシングや電位出力によって短くなる可能性があります。適切な安全域を確保して、電池容量を節約し電池寿命も考慮したプログラム設定が必要です。

ケアにつながるアドバイス

ペースメーカを装着する患者さんは、手術における恐怖、誤作動の可能性や生活の行動抑制、審美など、さまざまな心理的負担を感じています。そのため、合併症のことだけでなく、ペースメーカへの正しい知識を理解し退院後においても安楽な生活を送れるよう、精神的な要因も合わせた看護を行いましょう。

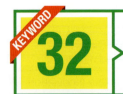

植込み型除細動器（ICD）

ひとこと解説

突然起こる致死性不整脈を検知し、通電を行うことで心臓の正常なリズムを取り戻す治療です。通電の際にはかなり強い衝撃を伴うため、患者さんへの説明が重要!!

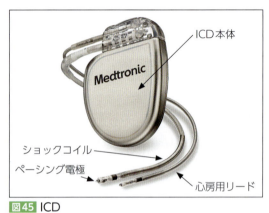

図45 ICD

（画像提供：日本メドトロニック株式会社）

　出現した致死性不整脈（心室頻拍：VT、心室細動：VF）に対し第一選択となる治療は除細動（DC：p.68参照）であり、救命率向上のためにも早期DCが重要となります。常にDCを行うことができる環境を整えることは難しく、そのような場合のために開発された治療法がICD（implantable cardioverter defibrillator、図45）であり、植込み型のAEDのようなものと考えてください。

　ICD本体は心臓の動きを常時監視して頻脈の検出や治療を行うコンピューターや電気ショック治療に必要な電気を蓄えるコンデンサ（蓄電器）、それらの電源となる電池を内蔵しています。リードは通常左右どちらかの鎖骨下の静脈から右心室へ留置されます。リードの先端には心臓の動きを監視する電極があり、先端から心室内手前側に電気ショック治療を行うためのショックコイルがあります。また、同じリードの右心房上部の位置にもショックコイルが配置されます。

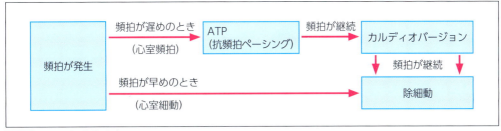

図46 ICDの標準的治療

表13 ICDの治療方法

抗頻拍ペーシング	心室頻拍が検出されると、起こっている心拍数より早いタイミングでペーシング（電気刺激）を行う。抗頻拍ペーシング治療は右心室先端部より小さな電気で刺激を出すため「ドキドキする」などの症状があるかもしれないが、苦痛の少ない治療方法である
カルディオバージョン	検出された心室頻拍が抗頻拍ペーシング治療の効果がない場合、血圧が下がってしまい直ちに治療が必要な場合、または心拍数が早く心室細動と区別しにくい場合などに設定される。カルディオバージョンは、比較的低めのエネルギーの電気ショックを心室の動きに合わせて安全なタイミングで出力し治療する。もし頻拍が止まらない場合は順次出力を高く設定する。カルディオバージョンは電気ショックによる治療のため、低いエネルギーであっても不意に胸や背中、またはお腹などを強く叩かれたような衝撃がある
除細動	心室細動が検出されると、カルディオバージョンよりもさらに強い電気ショックの治療が行われる。そのためカルディオバージョンと同様に突然お腹や背中を叩かれたような衝撃がある。しかし、心室細動が起こった場合、ICDは治療に必要な電気エネルギーを充電（チャージ）するのに10秒程度を要し、その間に意識を失うことが多く、治療が行われたことに気付かないこともある
徐脈治療	設定された心拍数を下回ると、ICDはペースメーカとして作動する。頻脈の治療後に起こる可能性のある心停止を防ぐ

　ICDは頻脈を検出すると始めに、検出された頻脈の治療が必要であるかを鑑別します。治療が必要と判断された場合は、検出された頻脈の速さや種類により「抗頻拍ペーシング」「カルディオバージョン」「除細動」などの段階的な治療が行われます（図46）。また、脈が遅いときもペースメーカとして作動します（表13）。

　植込み術は基本的にペースメーカと同じです。ただし、ICDは術中に除細動効果の確認が必要となります。

　最も重症で止まりにくい心室細動がICDによってきちんと停止させられるかどうかを手術中に確かめます。この誘発テストは全身麻酔下で行われるため患者さんの苦痛はありません。植込みに伴う合併症のほとんどはペースメーカに共通していますが、術中に

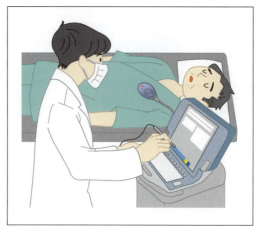

図47 プログラマによるチェック

心室細動を誘発させているため術後の頻拍出現に注意が必要です。

　限られた電池で治療を行うため、交換時期は治療内容や治療頻度などの条件により個人差がありますが、定期的にICDの作動状況や電池残量をチェックする必要があります（図47）。ICDは治療を行ったときの情報を記憶し、その際の心電図も保存します。したがって、行われた診断や治療が的確であったかどうかをこれらの情報に基づいて正確に判断できるため、今後の治療を考えるうえで大変役立ちます。

> **ケアにつながるアドバイス**
>
> 　除細動は、速い心室頻拍や心室細動など特に危険な不整脈を止め、患者さんの命を救うためには避けられない治療法です。しかし、患者さんにとってこの治療法を受け入れるのは、大変勇気のいることであることを医療者は理解しなければなりません。ペースメーカと同様に心理的負担、特に作動した場合への不安が大きいため、ICDの正しい知識を理解し、退院後の生活を不安なく送れるように看護を行いましょう。

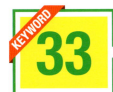

心臓再同期療法（CRT）

ひとこと解説

重症心不全におけるペースメーカ療法です。左右の心室をペーシングし、心臓のポンプ機能を改善させる治療です。CRT治療とともに内服・食事療法にて継続的な心不全コントロールが必要となります。

表14 CRTの適応

①著明な心機能の低下、それに伴う活動の制限がある
②心臓内部での電気活動の伝達が不良（QRS幅が延長している）
③薬物療法だけでは心不全のコントロールが困難

　正常な心臓は心室全体がほぼ同時に収縮（同期的収縮）し、効率的なポンプ機能を維持します。しかし、何らかの原因により心収縮力の低下した心臓は収縮するタイミングにずれ（非同期）が生じている場合があります。この心臓の非同期を電気刺激によりできるだけ同期させ、ポンプ機能の改善を図る治療が心臓再同期療法（cardiac resynchronization therapy；CRT）です。心臓再同期療法の医療機器には心室全体の同期を目的とする両室ペースメーカCRT-Pとこれに除細動機能が加わったCRT-D（D：defibrillator；除細動器）と呼ばれる機器の2種類があります。いずれも心臓のポンプ機能を調節し、血液の拍出を改善します。また、心拍が遅すぎる場合には正常な値に近づけるよう働きます。

　CRTの適応は表14を参照してください。拡張型心筋症や陳旧性心筋梗塞などの基礎疾患による心不全で、心臓同期不全があり、さらに心不全の症状が薬物治療で改善しない場合に行われます。心機能改善効果は個々の患者さんでさまざまであり、治療に反応しない方もいます。

■ CRT-P

　非同期が生じている心臓に対し、両心室をペーシングすることによって、心臓のポンプ作業を効率化します。心調律を常時監視して、心拍が遅い場合に心臓をペーシングす

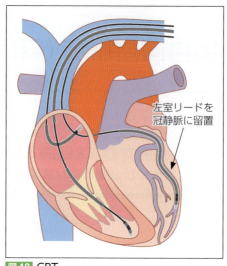

図48 CRT

るため、および心臓の収縮の調和を図るためにそれぞれのリードから必要な電気刺激を心臓に送ります。心臓の負担を取り除くことになり、QOLの向上が期待されます。

■ CRT-D

　基本的な機能は上記と同様です。それに加えて、心室頻拍（VT）や心室細動（VF）などの致死性不整脈に対し、プログラムされた治療を行います。治療法は「抗頻拍ペーシング（ATP）」「カルディオバージョン」「除細動」があります（p.68、73参照）。

　CRT本体の構成はペースメーカと同じですが、通常のペースメーカはリードを右心房・右心室に留置するのに対してCRTは心臓を挟み込むように左心室側の冠静脈にもリードを留置し両方の心室のペーシングを行います（図48）。効果に個人差が伴うのは、左室リードの留置可能な場所は静脈の走行など解剖学的な特徴で決まってしまうことや、心筋梗塞など心筋自体が壊死していれば、たとえペーシングしても動かすことができないことによります。術後合併症についてペースメーカの項目（p.70）を参照してください。

ケアにつながるアドバイス

　CRT-Dの植込み手術を受けたからといって、一生涯心不全や不整脈が再発しなくなるわけではありません。個々の患者さんの心臓に合わせた適切なプログラムを設定することや、内服加療・食事療法など継続的なコントロールが必要となります。

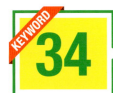

34 ステントグラフト内挿術

ひとこと解説
金属製の骨組みに支えられたグラフト（人工血管）を経皮的に血管内に挿入し、弱くなった血管壁を内側から補強する手術です。

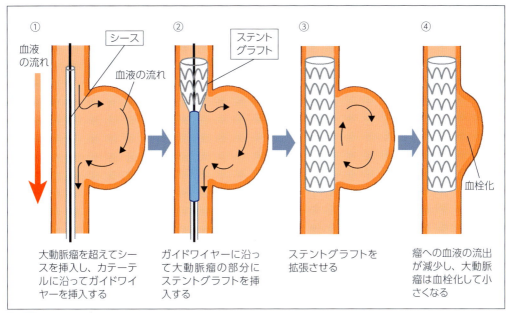

図49 ステントグラフト内挿の基本的な流れ

　大動脈瘤に対する治療の1つです。ステントグラフトと呼ばれる金属製の骨格がある人工血管を大腿動脈や外腸骨動脈から経皮的に動脈内に挿入し、透視下で確認しながら目的の位置に留置する手術です（図49）。術翌日には歩行はもちろん、飲食も可能であることが多く、開胸や開腹の必要がないので身体に対する負担が少なく、術後の合併症のリスクも低く抑えられます。患者さんの高齢化に伴いその低侵襲性が評価され、近年めざましい発展をとげています。胸部大動脈瘤に対するステントグラフト内挿術は、TEVAR（thoracic endovascular aortic repair）、腹部大動脈瘤に対するステント内挿術はEVAR（endovascular aortic repair）といいます。

適応として下行大動脈瘤と腹部大動脈瘤が挙げられますが、大動脈瘤の形状により使用できない場合もあります。また、この手術では造影剤を使用するためアレルギーの有無を確認することも必要です。手術自体は全身麻酔下で行われ4～6時間程度で終わります。

|ケ|ア|に|つ|な|が|る|ア|ド|バ|イ|ス|

　治療時に硬いワイヤーを使用するため、全身にプラークが飛散する可能性があります。合併症として塞栓症の観察が大切です。胸部大動脈へのステントの場合は脳梗塞や脊髄虚血、腹部大動脈へのステントの場合は下肢虚血や腎不全を引き起こします。神経徴候、尿量減少、腹部症状、四肢の色調の変化、疼痛の有無の観察を行いましょう。また、造影剤使用による腎機能の増悪をみることがあるため、バイタルサインや検査データ（BUN/Cr/Kなど）、尿の観察も大切です。その他の合併症として、治療時の血管損傷や出血等も挙げられます。創表面からの出血や内出血、あるいは創の膨隆がないか、血行動態、バイタルサイン、検査結果（Hb/Hctなど）の確認を行います。また、術後の高血圧は吻合部への負担が増加するため、降圧療法が重要です。医師の指示に従い内服投与を行うとともに、高血圧を引き起こさないよう、鎮痛薬を使用し疼痛コントロールを図ります。

KEYWORD 35 　人工血管置換術

ひとこと解説
大動脈瘤・大動脈解離に対する外科的手術です。

　人工血管置換術は大動脈の瘤や解離部分を切除し人工血管に置き換える手術です（図50）。大動脈瘤では瘤径が胸部60mm以上、腹部50mm以上で、大動脈解離の場合は上行大動脈の場合と、切迫破裂や臓器虚血がある場合に手術の適応となります。病変の場合により術式が変わります。大動脈は全身の多くの臓器に血液を供給する重要な血管です。それを人工血管に置換する手術であるため、術中は超低体温循環停止法に加え、順行性脳灌流法など病態に合った体外循環を行うことが必須です。また、発生部位により術後特有の合併症が出現するため注意が必要です。術後出血や多臓器の虚血症状、脳合併症、麻痺の出現などの観察が大切です。

■ 大動脈基部〜上行大動脈置換

　大動脈弁輪拡張症、Valsalva洞動脈瘤、急性大動脈解離において大動脈基部〜上行大動脈に病変がおよぶ場合などが対象疾患となります。
　弓部への移行部を含めて置換する場合、上行大動脈の遮断下での末梢吻合は行わず、弓部大動脈瘤手術と同様の脳保護に注意した手術手技で行います。

■ 弓部大動脈瘤手術

　弓部大動脈瘤、急性大動脈解離に対する術式です。
　弓部三分枝すべてを再建する術式を全弓部置換、一・二分枝を再建する術式を部分弓部置換、分枝再建を行わない術式をHemiarch置換と呼びます。

■ 胸部下行大動脈瘤・胸腹部大動脈瘤手術

　左鎖骨下動脈起始部より遠位から横隔膜上までの大動脈を置換する手術が下行大動脈人工血管置換術であり、横隔膜下まで置換する手術が胸腹部大動脈置換術です。

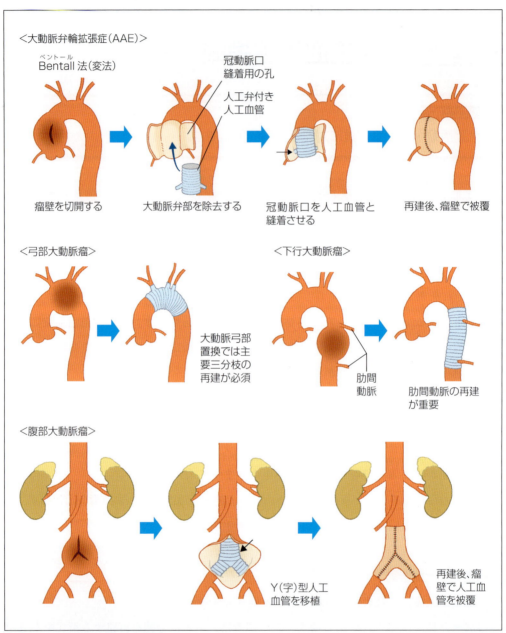

図50 人工血管置換術の主な術式　　　　　　　　　　　　（文献6を参考に作成）

　瘤の破裂や瘤内の粥腫による塞栓症を予防すべく瘤自体も愛護的に扱うことが重要です。また、下行大動脈に併走する胸管を剥離する際に損傷することで、乳び胸に発展する可能性があり注意を要する手術となります。

■ 腹部大動脈瘤手術

　腎動脈以下の大動脈を置換する手術です。動脈硬化性の瘤が大半であり総腸骨動脈から内外腸骨動脈も瘤化していることもあり、同時に人工血管による置換が行われます。

> **ケアにつながるアドバイス**
>
> 　脳血流を供給する弓部三分枝の処理を行う際は、脳出血・脳梗塞・脊髄障害が通常の開心術に比べて発症率が高くなります。高齢者の場合、術後せん妄も頻度が高く、循環動態の悪化や呼吸機能の低下によるものである可能性があり、単純な脳神経症状でないのかもしれない点に注意します。
> 　また、術前からの腎機能低下があったときや、術中の腎動脈遮断により腎不全を起こすことがあります。

MEMO

KEYWORD 36 冠動脈バイパス術（CABG）

ひとこと解説
虚血性心疾患（狭心症・心筋梗塞）に対する血行再建の手術です。

表15 グラフトの種類と特徴

静脈グラフト	①大伏在静脈（SVG）：グラフト採取が手術と同時進行で行うことができ、早急な手術では第1選択となるが、耐久性があまりなく10年後までに約半数のグラフトが閉塞してしまう
動脈グラフト	①左右内胸動脈（LITA・RITA）：弾性に富み、動脈硬化や血管攣縮を起こしにくく長期開存性に優れている ②右胃大網動脈（GEA）：グラフトが長く確保できるが、筋性の血管で血管攣縮を起こしやすい ③橈骨動脈（RA）：血管内径が大きく強度がしっかりしており、取り扱いが容易である

　冠動脈は心筋に血液を供給しており、冠動脈に狭窄や閉塞が起こると心筋への血液供給が低下します。このような冠動脈に対する治療の1つとして、冠動脈バイパス術（coronary artery bypass grafting；CABG）があります。CABGは冠動脈の病変部の先に新たな別の血管（グラフト、**表15**）を吻合し、病変部より末梢の血流を維持させる血行再建が目的の手術です（**図51**）。

　CABGの適応は、左冠動脈主幹部病変・三枝病変・経皮的冠動脈インターベンション（PCI）後再狭窄を繰り返す病変です。冠動脈バイパス術にはいくつかの種類があります。

■体外循環使用冠動脈バイパス術（on-pump CABG）

　人工心肺を使用し、心停止下でグラフトの吻合をします。人工心肺の使用による合併症の出現に留意します。

■体外循環非使用冠動脈バイパス術（off-pump CABG；OPCAB）

　人工心肺を使用せず、低侵襲の手術です。心拍動下で行うため熟練した手術手技も必要です。OPCABの利点として、手術時間の短縮・ICU滞在時間の短縮・術後輸血量の減少・術後在院日数の短縮などが挙げられます。また、術後脳梗塞のリスクが少ないと

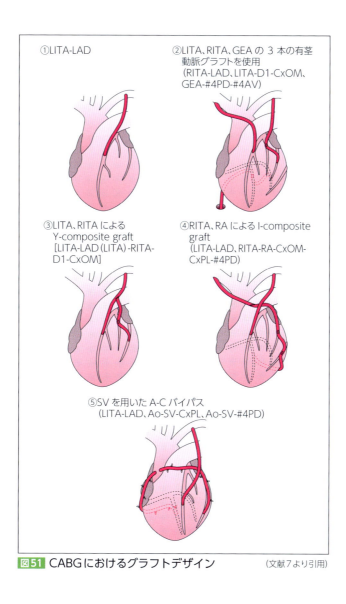

図51 CABGにおけるグラフトデザイン　　　（文献7より引用）

いう利点もあり、手術リスクが高い高齢者や上行大動脈が高度に石灰化しているような脳梗塞のリスクが高い症例に積極的に施行されます。

■ **低侵襲冠動脈バイパス術**（minimally invasive direct coronary artery bypass；MIDCAB）

OPCABよりさらに低侵襲な術式です。左第4または第5肋間を小切開して行う左内胸動脈－左冠動脈前下行枝のバイパス術です。小切開のため、通常の手術より視野が狭く

なります。また胸骨切開は行われませんが、開胸するので術後の創痛が強いためコントロールが必要となります。利点としては、胸骨を切らないことで術後早期から上半身への加重が可能となり、車の運転などもでき、社会復帰が早くなります。

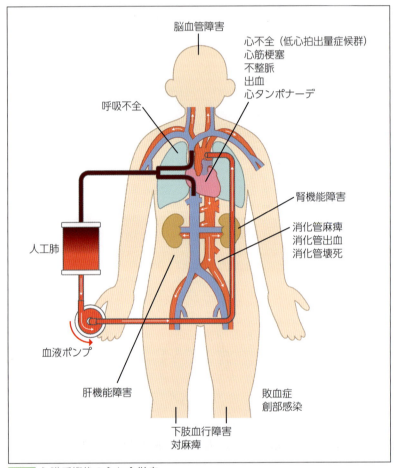

図52 心臓手術後の主な合併症

> **ケアにつながるアドバイス**
>
> 　人工ポンプによる血液循環は各臓器へ少なからず影響を及ぼす可能性が高く、循環障害に伴うさまざまな臓器障害の発症に注意する必要があります（図52）。

KEYWORD 37 弁置換術・弁形成術

ひとこと解説
弁膜症に対する外科的手術です。

表16 生体弁と機械弁の比較

	生体弁	機械弁
外観		
長所	・血栓を生じにくい ・血行動態に支障をきたしにくい ・術後3〜6カ月の時点で洞調律であれば抗凝固療法の中止が可能	・耐久性が良い
短所	・耐久性に欠ける（弁の崩壊・石灰沈着が生じやすい）	・血栓を生じやすく、一生涯抗凝固療法が必要
適応	・高齢患者さん ・妊娠・出産を希望する若年女性 ・出血性要素のある疾患を合併している患者さん	・生体弁の適応外の患者さん ・抗凝固療法が継続できる若年者

　弁置換術は悪くなった弁を取り除き、人工弁に取り替える手術です（**表16**）。弁形成術は患者さん自身の弁を温存し、周囲の形を整え弁の機能を回復させる手術です。弁置換術に比べ弁形成術の方が術後に感染症や血栓塞栓症の危険が低く、手術からの回復も早いというメリットがあります。

■ 僧帽弁手術

　僧帽弁置換術（mitral valve replacement；MVR）は、僧帽弁狭窄症（mitral stenosis；MS）に対して行われたり、形成術では困難な僧帽弁閉鎖不全症（mitral regurgitation；MR）に対して行われています。患者さんの年齢や症状、術後の生活の質を考え、適切

な弁を選択することが大切です。僧帽弁形成術（mitral valve plasty；MVP）は、MRに対して適応されることが多いです。形成手技の発達により重症MRに対しても積極的に行われるようになりました。また、置換術と比べて左室機能の温存に優れるとされ、術後の抗凝固薬が必要でないという利点があります。

■ **大動脈弁手術**

大動脈弁置換術（aortic valve replacement；AVR）は、大動脈弁狭窄症（aortic stenosis；AS）と大動脈弁閉鎖不全症（aortic regurgitation；AR）に対して行われる手術です。弁機能を改善することで左室の負担を軽減させ自覚症状や予後の改善を期待します。大動脈弁形成術（aortic valve plasty；AVP）は、自己の大動脈弁を温存する術式であり、弁の形成の方法はさまざまで、自己心膜を使用した形成などもあります。先天性二尖弁によるARに対しても行われています。

■ **三尖弁手術**

三尖弁置換術（tricuspid valve replacement；TVR）と三尖弁輪縫縮術（tricuspid annulo plasty；TAP）があります。三尖弁の異常の多くは主に僧帽弁に付随して起こる閉鎖不全症であり、その治療として行われます。

ケアにつながるアドバイス

弁の手術によって改善されるのは弁機能であり、心機能はすぐに戻らないため、心不全に留意して観察することが大切です。

38 安静・酸素療法

ひとこと解説
安静や酸素吸入により心肺への負荷を最小限にします。

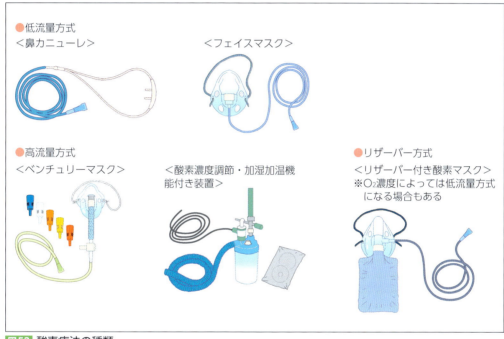

図53 酸素療法の種類

　不整脈や心筋梗塞、心不全などの心拍出量低下に伴う循環不全により呼吸状態が不安定なときに、新陳代謝を最小限にして筋肉の負担をとることで身体への負担を減らすことが大切であり、そのためにも安静を保持することが大切です。酸素吸入は、全身の組織への酸素供給を整えることを目的に行われます。①低酸素血症の改善、②呼吸仕事量の改善、③心筋仕事量の改善などが目的です。

　酸素療法の適応は一般的に動脈血酸素分圧（PaO_2）60mmHg以下、経皮的動脈血酸素飽和度（SpO_2）がおおむね90％以下の状態といわれていますが、循環器疾患の治療として酸素療法は頻用されます。酸素投与方法は低流量方式と高流量方式があります（図53）。

多すぎる酸素投与は患者さんに不快感を与え、肺障害・吸収性無気肺・痙攣などの原因になりかねません。目的を達する最小量の酸素投与を行えるよう、患者さんの状態に合わせ、投与手段・量を選びます。

■ 低流量方式の特徴
　一回換気量以下の酸素ガスを供給するため、不足分は鼻腔周囲の室内気を吸入することで補います。
　一回換気量が大きく・早いほど、吸入酸素濃度は低くなります。
　吸入酸素濃度は厳密にコントロールできません。

■ 高流量方式の特徴
　一回換気量以上の酸素ガスを供給します。
　呼吸パターンに関係なく、酸素濃度を正確にコントロールできます。

ケアにつながるアドバイス
　生命維持に直結する重要な処置ですが、酸素の性質上、扱いを誤ると患者さんの安全を損なう危険もあるため、取り扱い方を熟知した上で援助することが大切です。また、酸素療法を行う患者さんは、呼吸困難による不安が強かったり、重症感が増すなどするため、精神面へのケアを必要としています。

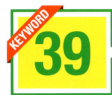

39 人工呼吸

ひとこと解説

人工の陽圧換気を用いて①換気の改善、②酸素化の改善、③呼吸仕事量の軽減を目的に使用します。

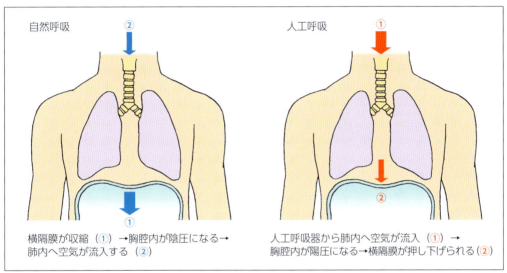

図54 自然呼吸と人工呼吸のしくみ　　　　　　　　　　（文献8を参考に作成）

　人工呼吸は何らかの原因によって呼吸停止や高度の呼吸機能障害をきたした患者さんに対して人工的に換気を行う方法です。まず、生理的な自然呼吸と、人工呼吸のしくみを理解しましょう（図54）。人工呼吸には大きく分けて侵襲的陽圧換気療法（invasive positive pressure ventilation；IPPV）と非侵襲的陽圧換気療法（noninvasive positive pressure ventilation；NPPV）の2種類があります。IPPVは気管挿管や気管切開を伴う人工呼吸です。NPPVはマスクを用いることで挿管や気管切開を伴わない人工呼吸です（図55）。NPPVの中でもBIPAP（bilevel positive airway pressure）はあらかじめ設定したIPAP（吸気圧）とEPAP（呼気圧）を交互にかける換気です。S/Tモードともいいます。CPAP（continuous positive airway pressure）は吸気、呼気両方に一定のEPAPを

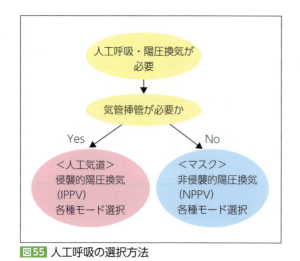

図55 人工呼吸の選択方法

表17 NPPVの禁忌

禁忌
●心停止、呼吸停止 ●肺以外の臓器不全 　・重篤な脳疾患 　・重篤な消化管出血 　・不安定な血行動態 　・重篤な不整脈 ●顔面の手術後、外傷、奇形 ●上気道閉塞 ●気道確保が不能 ●非協力的 ●気道分泌物排出が不能 ●誤嚥の危険性が高い

（文献9より引用）

表18 NPPVのメリット・デメリット

メリット	**気管挿管・気管切開に伴う合併症の軽減** ●実施手技に伴う出血や損傷などが回避できる ●感染リスクが低下する ●自己抜管の心配がない **QOLの向上** ●会話や食事が可能である ●着脱（導入と中断）が容易である ●鎮静薬の減量（もしくは不要）が可能である
デメリット	●患者さんの協力が必要である ●気道と食道の分離が不可能で、食道にも陽圧がかかる（嘔吐や誤嚥のリスク） ●高い気道内圧が維持できない（呑気やリークのため） ●マスクによる圧迫や潰瘍形成のリスクがある

（文献10より引用一部改変）

かける換気です。ASV（adaptive servo ventilation）は一定のEPAPと、患者さんの呼吸の変動に応じてIPAPを自動調整してかける新しい換気方法といえます。

　NPPVは、患者さんの理解と協力が不可欠です。気管挿管に比べ侵襲度は低いですが、マスクの圧着と高流量のガスが供給される圧迫感は相当のものであることを理解して、患者さんがNPPVを受け入れられるような援助をすることが大切です（**表17、18**）。

　NPPV施行時のアラームは、基本的にIPPVと同様です。ただし、NPPVはIPPVと違い完全閉鎖回路ではありません。つまり、ある程度のリークは正常範囲と考えますが、NPPVで気道内圧低下アラームや分時換気低下アラームが頻回に発生する場合は、マスクからのエアリークが原因と考えられるので、マスクのフィッティング調整やマスクサ

イズの変更が必要になります。

　NPPVについては、施設ごとにマニュアルの整備・使用が行われています（図56）。

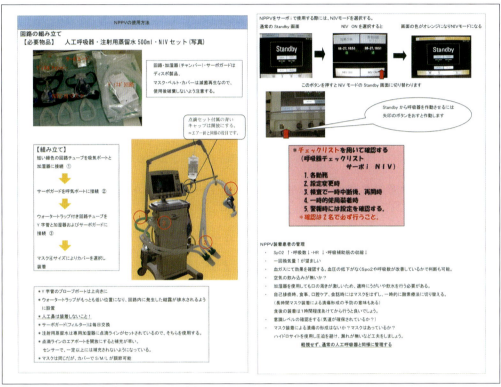

図56 NPPVの使用方法のマニュアル例

|ケ|ア|に|つ|な|が|る|ア|ド|バ|イ|ス|

　NPPVは気管挿管せず、マスクを通して気道に陽圧を加え、呼吸機能を代行・補助します。

KEYWORD 40 大動脈内バルーンパンピング（IABP）

ひとこと解説
下行大動脈に専用のカテーテルを留置し、心拍に同期させてバルーンを拡張期に拡張、収縮期に縮小させ、冠血流量の増加、左心仕事量の減少効果を得ます。

　IABP（intraaortic balloon pumping）は左室機能の低下が原因の重症心不全や、high-risk PCIなどの患者さんが適応となります。心臓手術の際の人工心肺離脱の際に補助として用いる場合もあります。大動脈弁閉鎖不全症や大動脈瘤、解離性大動脈瘤の症例には使用禁忌です。IABPは、主に心拍に同期させて駆動します。左室の収縮期にバルーンが縮小し、左室の拡張期にバルーンが拡張します（図57）。

　IABP機械本体のモニター画面（図58）には、血圧の波形が表示されています。バルーンが拡張・収縮しているので、本来の圧波形とは異なります。この圧波形より、バル

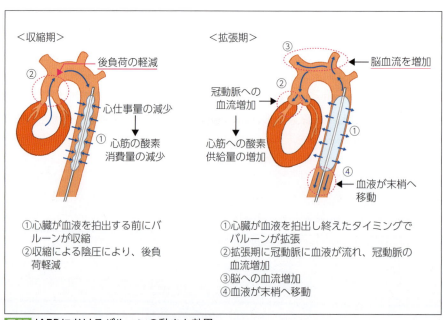

図57 IABPにおけるバルーンの動きと効果

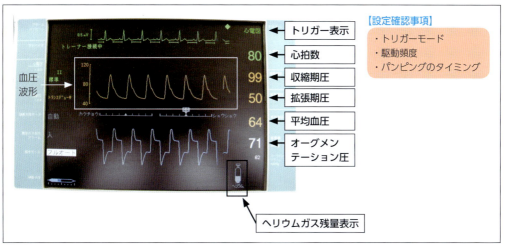

図58 IABP機械本体のモニター画面

表19 バルーンの拡張・収縮のタイミング

正常	バルーンの拡張が早すぎる	バルーンの拡張が遅すぎる	バルーンの収縮が早すぎる	バルーンの収縮が遅すぎる
適切なタイミング Ⓐノッチに合わせて膨張 Ⓑ大動脈収縮直前に収縮	大動脈弁逆流による後負荷の増加 ↓ 1回拍出量低下、心筋の酸素需要増大	オーグメンテーション不十分 ↓ 冠動脈血流の増加が十分に得られない	後負荷軽減が不十分 冠動脈や頚動脈の血流逆流があれば、心臓および脳虚血のリスクとなる	後負荷の増大 心筋の酸素需要量増加

● 波形が正常から外れているときには、バルーン拡張・収縮のタイミングを変更する。

ーンの拡張・収縮のタイミングがわかります（**表19**）。バルーンの拡張・収縮のタイミングがずれていると、前負荷や後負荷が増大してしまい、本来の治療効果の逆効果となってしまう場合があります。IABPが正常に駆動しているかのみならず、バルーンの拡張・収縮のタイミングが合っているかの観察も重要です。タイミングが合っていない場合は医師に報告して対処が必要です。

合併症としては、**表20**に、合併症とその観察ポイント、看護のポイントについて示します。バルーンの穿孔、大動脈の解離・穿孔があり、これらが起こると患者さんの生

表20 IABPの合併症の観察および看護のポイント

合併症	観察ポイント	看護のポイント
下肢虚血	主観：挿入側の下肢の痺れ・疼痛 客観：足背・後脛骨動脈の触知、ドップラー血流音、冷感・チアノーゼ、CK値	・足背・後脛骨動脈共に触知できない場合は早期の対応が必要 ・入室時から継続した観察をしていき、変化に早期に気付けるように努める
血管損傷 塞栓症 出血	急激な血圧低下、胸背部痛 腹痛、下血、尿量減少、血尿 血液ガスでの代謝性アシドーシスの進行 肝酵素上昇、Hb・Hct・PLT Blue toe syndromeの有無	症状、検査・血液ガスデータの推移、バイタルサインの変化など、幅広い視点でのアセスメントを行うことが早期発見につながる
バルーン 破裂・穿孔	・カテーテル体外チューブ内の血液・血栓の有無 ・キンクアラーム・リークアラームなどの有無 ・拡張期動脈圧の低下の有無 ・IABP内圧波形のベースラインの低下の有無	・挿入肢の安静保持により屈曲を予防 ・定期的な波形の確認およびバルーンルートの接続の確認 ・カテーテル内に血液逆流を認めた場合はすぐに医師に報告
感染	・IABP挿入部位の感染徴候の有無 ・血液検査データ（WBC、CRP、PCTなど） ・発熱の有無	・手指消毒をはじめとしたスタンダードプリコーション ・挿入部位の清潔保持 ・フィルム材内に血餅を認める時は張り替えを行う
腓骨神経 麻痺	・足趾の背屈障害（下垂足）の有無 ・下腿の外側から足背にかけての感覚障害の有無	・挿入下肢の外旋予防 ・良肢位の保持
PICS	ICU-AW誘発因子、せん妄発症の有無、既存の認知機能、敗血症合併の有無、人工呼吸器の有無など	・可能な範囲でのABCDEFGHバンドルの実践 ・器械の管理だけではなく、苦痛緩和などの介入や家族への関わり

（文献11、12より引用）

　命に関わるため、こまめなバイタルサインのチェックと観察が重要です。また、カテーテル挿入によって末梢の血流が低下し、下肢の虚血から壊死に至ることもあるため、足背動脈、後脛骨動脈の触知、下肢色の観察も重要となります。

　IABPの装着は意識のある状態で行うことも多いため、安静を強いられる患者さんには苦痛が生じることも多くあり、メンタル面を含めた苦痛への援助も非常に大切です。

| ケ | ア | に | つ | な | が | る | ア | ド | バ | イ | ス |

IABP挿入の目的をしっかり知り、合併症予防・異常の早期発見に努めましょう。

41 経皮的心肺補助（PCPS）

ひとこと解説
大腿動静脈からカニューレを挿入し、心臓や肺の補助を行う強力な補助循環装置です。

　PCPS（percutaneous cardio pulmonary support）は大腿静脈に挿入したカニューレから右心房〜下大静脈の静脈血を脱血し、人工肺で二酸化炭素を除去し、酸素化された血液をポンプで圧をかけて、大腿動脈から挿入したカニューレで全身に送ります（図59）。つまり、心臓の働きである血液を全身に送り出す機能（血液ポンプ）と、肺の働きである血液のガス交換をする機能（膜型人工肺）とを、機械的に行うことで、全身の循環を代行することが、PCPSの役割になります。

　IABPなどでも循環の維持が困難な重篤な循環不全が適応であり、ほとんどがICUやCCUでの管理となります。

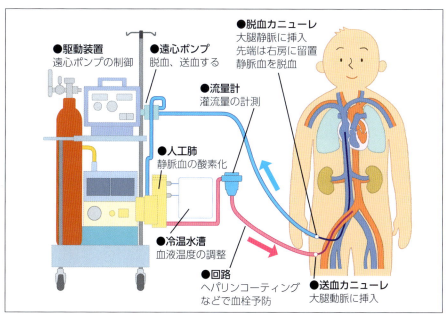

図59 PCPSの構成

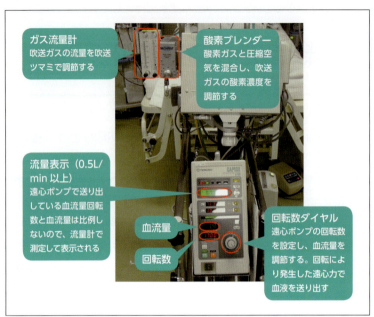

図60 PCPS装置の表示
人工肺で血液に添加する酸素は吹送ガスの酸素濃度に大きく影響され、炭酸ガスの除去は吹送ガスの流量に依存する。
※初期設定では「ガス流量：血流量」を1：1にする。

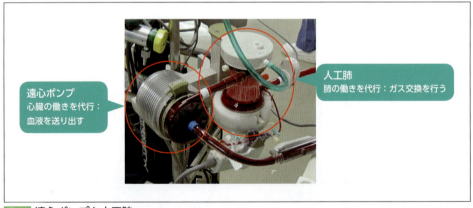

図61 遠心ポンプと人工肺
酸素ブレンダーで設定した酸素濃度のガスを、ガス流量計で設定した流量で人工肺へ送る。
異常音・血栓・血漿の漏れがないか観察し、異常がみられたら回路交換を実施する。

　PCPSの装置の表示を図60に、組み込まれた回路内の遠心ポンプと人工肺を図61に示しています。

　PCPSの禁忌については、表21を参照してください。

　PCPS使用時は、回路内や人工肺に血栓ができないようにするため抗凝固療法を強力

表21 PCPSの禁忌

- 重症大動脈閉鎖不全症→大動脈弁の逆流により心負荷を増加させるため
- 閉塞性動脈硬化症→カニューレを挿入することで下肢の阻血が悪化するため
- 出血性ショック
  →十分な脱血ができないため、また抗凝固療法が不可欠であるのに出血量を増やしてしまうため
- 脱水によるショック→十分な脱血ができないため

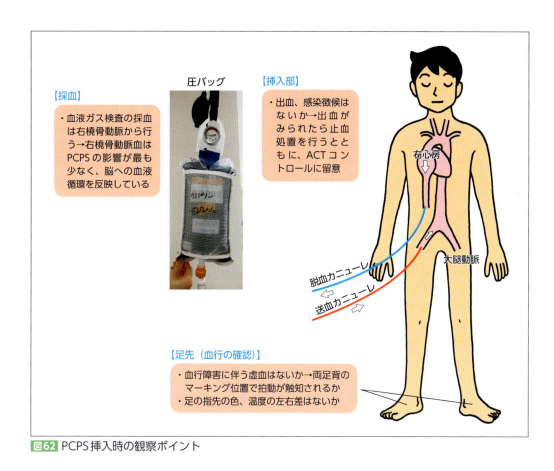

図62 PCPS挿入時の観察ポイント

に行います。これにより脳や肺、消化管などに重篤な出血性合併症を生じることがあるため注意が必要です。PCPSに伴う合併症は重篤なものが多く、生命に危険が及んだり、重篤な後遺症を起こすこともあります。感染、循環動態、酸素化の状態など全身状態をしっかりと観察しましょう（図62）。また、PCPS使用中は、体位変換などのケアにより脱血不良をきたし、血行動態に悪影響を及ぼすことがあり、仰臥位による安静臥床が長期化します。そのため、肺の下側（背部）に無気肺を合併することがたびたびありま

す。日々肺の聴診を行い、早期に対策・介入を行っていくことも大切です。

　生命危機に陥った患者さん・家族は、死への不安や恐怖を抱えます。そのまま、終末期ケアが必要になる場合もあります。そのため、患者さん・家族へのメンタルサポートも重要な看護の役割です。

> **ケアにつながるアドバイス**
>
> 　PCPS使用中には、看護の果たす役割が非常に多岐にわたります。病院施設ごとの考え方や役割により、求められることが違う場合もあると思いますが、急性期の看護の役割の学びを深めてほしいと思います。

MEMO

KEYWORD 42 持続的血液濾過透析（CHDF）

ひとこと解説
長時間かけることで、血行動態への影響が少ない透析方法です。

　血液透析（hemodialysis；HD）は、慢性腎不全患者さんの廃絶した腎機能の代わりに血液浄化を行う間欠的血液浄化療法のことです。これによって通常週に2～3回程度、毎回2～3Lの血液を浄化します。

　持続的血液濾過透析（continuous hemodiafiltration；CHDF）とは、24時間継続して血液を浄化する方法です（図63）。CHDFはHDよりも生理的で、ゆっくりと緩やかに除水と毒素を除去することが可能で、循環動態への影響が少ないといわれ、循環動態が非常に不安定な急性期の心疾患患者さんにおける体液管理や電解質管理を行う際に用いられる方法です。CHDF施行中の患者さんにはバイタルサインの連続的な観察やモニタリングは必須です。CHDFは、継続して透析を行うため、抗凝固薬の投与は必須です。

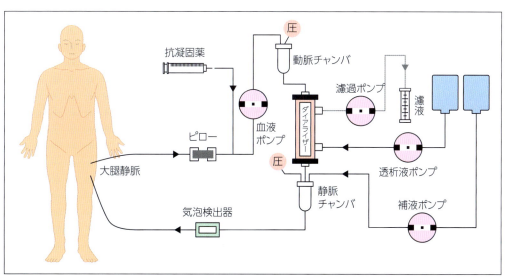

図63 CHDFの透析回路
カテーテルの挿入部位には大腿静脈、内頸静脈などがあるが、本図の場合は大腿静脈であり、逆血と脱血でダブルルーメンカテーテルとなっている。血液ポンプによって脱血され、ダイアライザー内で緩徐に透析・濾過している。

血液は回路や透析膜などの人工物と接触すると凝固する性質を有するので、体外循環を行う場合抗凝固薬が必要となります。抗凝固薬の投与によりACTでは150〜180秒を目安にして、抗凝固薬の投与量を調整します。CHDFの場合は、持続的に投与する必要があるので、指標を観察しながら投与量を調節する必要があります。

　CHDFはICU・CCUなど24時間監視下で幅広く使用されていますが、施行時間が長期化し抗凝固薬の投与により、出血性の合併症が懸念されます。**表22**に挙げたCHDFの長所・短所を理解し、安全に管理していくことが重要です。

表22 CHDFの長所・短所

長所	・簡単な装置で施行可能 ・循環動態に与える影響が少ない ・組織内に広く分布した不要物質の除去効率がよい ・homeostasisの維持に有効 ・mildな補正が可能
短所	・施行中長期にわたる監視が必要 ・患者さんの動きを束縛する ・抗凝固薬の長期投与による出血の危険を伴う ・血液回路や血液浄化器内での血液凝固の危険を伴う ・抗凝固薬をはじめ薬剤の使用量が多くなり医療費が高くなる

（文献13より引用一部改変）

ケアにつながるアドバイス

急性期の血液浄化法として有効です。出血傾向には注意が必要です。

KEYWORD 43 バイタルサインと自覚症状・モニタリング

> **ひとこと解説**
> バイタルやモニターの必要な観察ポイントを押さえ、「あれ、何かおかしい？」に気付けるようになりましょう。

　循環器疾患に限らず、バイタルサインの観察はとても大切です。血圧の変動や、頻脈、徐脈、脈の不整を表す心拍数の数値など、いつもと明らかに違う数値が出たらまずは落ち着いて、でも迅速に患者さんの訴えを聞き、全身を観察します。患者さんから「10分前から胸が重いんだよね……」「息が苦しくて……」などの訴えがあったり、顔面蒼白や冷汗、チアノーゼ、皮膚の湿潤が出現していたら、すぐに医師や先輩看護師に報告、相談してください。

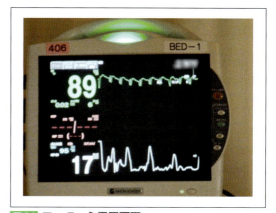
図64　モニター心電図画面
上が心拍数で、下が呼吸回数を表している。脈拍数も大切だが、波形にも注意する。

　また、モニター心電図の観察も怠らないようにしましょう（図64）。まずは、正常心電図を理解することが大切です。正常心電図がわからなければ異常は発見できません。モニターの心拍数の数値も大切ですが、波形の観察が何よりも大切です。常に患者さんのそばで観察している看護師が不整脈を発見し対応することはとても大切です。心不全患者さんでは、CV（central venous：中心静脈）カテーテルを挿入し、常時中心静脈圧（CVP）をモニタリングしていることもあります。中心静脈圧（CVP）*とは、右心に近い胸腔内の上下大静脈内圧のことをいいます。循環動態の管理、体液量、循環血液量の減少などの病態管理を目的に右心不全や重症患者さんに対して常時モニタリングをする

＊中心静脈圧は右心系の評価手段であるため、左心系の評価も必要な急性心不全などでは、スワン・ガンツカテーテルを使用することが多い。

ことがあります。正常値は5〜10cmH₂Oで、上昇時の10cmH₂O以上のときは右心不全、過剰な輸液、心タンポナーデ、下降時の5cmH₂O以下は脱水、大量出血などの循環血液量の減少が考えられます。正常値を理解して、モニタリングを行うことが大切です。

■脈　拍

血液が心臓の拍動によって動脈に駆出され、末梢血管まで到達するときに起こる波動を触知しているもので、基準値：60〜100回／分程度です。約100回／分以上と、極端に多い場合を頻脈といい、約50回／分以下と、極端に少ない場合を徐脈といいます。心拍と脈拍は異なることもあります。

■血　圧

1回拍出量×末梢血管抵抗であり、血管内部の圧力のことをいいます。普段の血圧と比べて変化はないか、医師の指示範囲内かなどを観察します。

■呼　吸

基準値は12〜20回／分です。

呼吸数を計測する際は、計測することを患者さんに伝えてしまうと、意識してしまい自然な呼吸数が測れなくなってしまいます。そのため、脈拍を測っているときに一緒に計測するなどの工夫が必要です。

呼吸音の聴診は、やや大きめな呼吸を繰り返してもらうようにします。左右交互に対称的に聴取し、一カ所につき最低でも1呼吸以上は聴取します。呼吸音の大きさ、左右差の有無、聴取部位などを確認します。また、異常音が聞こえた場合はさらに、副雑音の種類や体位、咳嗽による違いなども確認します。

■体　温

基準値：36〜37℃です。

体温測定は、表面体温、口腔温・腋窩温、深部体温の3種類があります。体温測定時は、腋窩最深部に体温計の先端を当てるように差し込み、できるだけ密着させて測ります。低体温、熱中症、手術時など、深部体温を測定するときは、温度センサー付きの尿道バルーンを使用したり肛門から計測器を差し込んで測定することがあります。

■ 意識レベル

　全身状態の評価は、バイタルサインのみでは不十分なため、意識レベルと合わせて評価しましょう。意識レベルを簡易的な方法で調べる場合は、声をかける、刺激をする、痛み刺激を与える、という順で行います。医療現場では、意識障害と意識レベルを評価し正確に伝えるために、JCS（ジャパン・コーマ・スケール）やGCS（グラスゴー・コーマ・スケール）を使用します。

|ケ|ア|に|つ|な|が|る|ア|ド|バ|イ|ス|

　客観的なデータをもとにアセスメントすることで、全身状態の変化や異常の徴候を早めに発見します。

用語解説
バイタルサイン
　生命徴候のことで、血圧・脈拍・呼吸・体温・意識レベルの5つがバイタルサインの基本です。

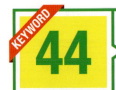

44 呼吸状態・体重管理

ひとこと解説
呼吸や体重の変化に気付くことで早期発見・早期治療につながるため、循環器の看護師として知っておくべき観察項目です。

　前項同様「あれ、何かおかしい？」と気付くべき観察項目です。呼吸や体重の変化は主に心不全の症状であったり（図65）、狭心症発作の前に起こる症状です。循環器疾患では心不全による肺うっ血や虚血性心疾患が原因で呼吸困難をきたすことがあります。呼吸困難とは息切れも同義に用いられますが、呼吸の不快感、努力感を伴う呼吸運動の自覚をいいます。また、心臓の機能が弱まってくると、からだに水分がたまりやすくなり、その結果体重が急に増えてしまいます。呼吸と体重における主な観察項目を表23に示します。IN-OUTバランスとは、主にIN＝飲水量・点滴量、OUT＝尿量、ドレーンなどの排液量をカウントし水分出納バランスをみるものであり心不全の病態によって治療の方針（INとOUTのバランス指標）が異なってくるため注意が必要です。
　表23に挙げた項目はどれも見逃してはいけない重要な観察点です。みつけたら速やかにほかのスタッフへ応援要請しつつ、患者さんが最も楽な体位を保持し、全身状態の

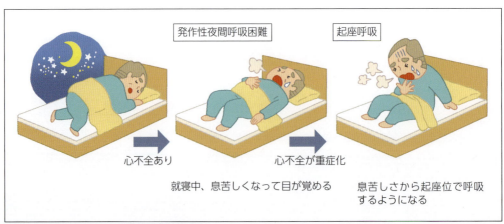

図65 心不全患者さんの呼吸困難の様子

観察を行ってください。また退院後も体重は毎日だいたい決まった時間に測ることが重要です。2～3日で2kg以上の体重が増えるようなことがある場合は、早めに医師に相談するよう患者さんへ指導しましょう。

表23 呼吸と体重における主な観察項目

<呼吸>
・呼吸の状態（速くないか or 浅くないか）
・呼吸困難の現れる時間（労作後 or 夜間 or 突然）
・呼吸音の減弱や副雑音、喘鳴
・痰の性状（透明 or 色がついている）

<体重>
・体重の変化
・浮腫の有無
・IN-OUTバランス

ケアにつながるアドバイス

日頃から患者さんの呼吸状態を観察しておきましょう。普段の呼吸の様子を把握しておくことで異変があったときに気付きやすくなります。

MEMO

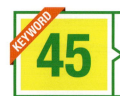

硝酸薬・Ca拮抗薬・β遮断薬

ひとこと解説

虚血性心疾患によく使用される代表的な薬剤の特徴を知りましょう。

表24 虚血性心疾患に使用される主な薬剤

	一般名	商品名	適応	作用・特徴	副作用
硝酸薬	ニトログリセリン	ニトロペン® バソレーター® ミリスロール® ミオコール® ニトロダーム®TTS など	狭心症 心筋梗塞 心臓喘息 心不全	冠血管拡張と末梢血管拡張による前および後負荷の軽減による心仕事量の軽減 など	頭痛 血圧低下 眩暈 顔面紅潮 など
	硝酸イソソルビド	ニトロール®			
	硝酸イソソルビド徐放剤	ニトロール®R フランドル®			
	一硝酸イソソルビド	アイトロール®			
β遮断薬	カルベジロール	アーチスト®	狭心症 頻脈性不整脈 高血圧症 心不全	運動時の血圧上昇や心拍数の増加を抑制し、心筋の酸素需要を低下させる など	心不全 徐脈 心胸郭比増大 など
	ビソプロロールフマル酸塩	メインテート® ビソノテープ®			
	アテノロール	テノーミン®			
	プロプラノロール塩酸塩	インデラル®			
	ランジオロール塩酸塩	オノアクト®			
Ca拮抗薬	アムロジピンベシル酸塩	アムロジン® ノルバスク®	高血圧 狭心症 冠攣縮性狭心症	心収縮力低下による酸素消費量の減少や全末梢血管抵抗低下による後負荷の軽減 冠攣縮の抑制 など	肝障害 黄疸 血小板減少 など 浮腫
	アゼルニジピン	カルブロック®			
	シルニジピン	アテレック®			
	ニカルジピン塩酸塩	ペルジピン®			
	ニフェジピン	アダラート® セパミット®			
	ニフェジピン徐放剤	アダラート®L セパミット®-R アダラート®CR			

狭心症の患者さんによく用いられる薬剤としては、硝酸薬、Ca拮抗薬、β遮断薬などがあります（**表24**）。硝酸薬は血管を拡張させます。しかし、血圧が低下してしまうことがあるため、血圧の安定していない患者さんには使用できません。Ca拮抗薬は血管拡張作用による血圧低下と、冠血管拡張作用による冠血流増加によって狭心症に効果があり、冠攣縮性狭心症の第一選択薬となります。β遮断薬は、交感神経の亢進を抑える作用があります。心臓酸素需要が増加して発症する労作性狭心症に使用されることが多い薬です。β遮断薬は心拍数低下作用があるため、高度徐脈やⅡ度以上の房室ブロックの患者さんへの使用は禁忌です。低血圧患者さんにも注意が必要です。

MEMO

46 カテコールアミン系薬剤・利尿薬

ひとこと解説
心不全によく使用される代表的な薬剤の特徴を知りましょう（表25）。

表25 心不全に使用する主なカテコラミン系薬剤・利尿薬

	一般名	商品名	適応	作用・特徴	副作用
カテコラミン系	ドパミン塩酸塩	カタボン® イノバン®	心原性ショックや出血性ショックによる急性循環不全 収縮期圧が90mmHg未満の心不全	腎および冠動脈血流増加による利尿作用 心筋収縮力増大 心拍数増加	麻痺性イレウス 末梢虚血 不整脈 消化器障害など 過度の血圧上昇
	ドブタミン塩酸塩	ドブトレックス® ドブポン®	血行動態の安定した心不全	心収縮力増強作用 肺動脈圧低下	不整脈 狭心痛など
	ノルアドレナリン	ノルアドレナリン®	急性低血圧 ショック時・心停止の補助治療など	α作用 血圧上昇作用 ショック時・心停止の補助治療	胸内苦悶 悪心・嘔吐など
利尿薬	サイアザイド系利尿薬	バイカロン® フルイトラン® など	高血圧症 心性浮腫	作用持続時間が長い	再生不良性貧血 低Na、低K血症 など
	ループ利尿薬	ラシックス®		作用持続時間が短い 腎障害にも適応	低K血症 汎血球減少症など
	カリウム保持性利尿薬（アルドステロン拮抗薬）	アルダクトン®A	心性浮腫 開心術後の水・電解質管理	利尿作用は弱いが、他の利尿薬との併用で電解質代謝異常を補正	高K血症など

　カテコールアミン（カテコラミン）系薬剤は交感神経に作用し、血圧の調節、心機能の補助、不整脈の治療などで頻用されます。交感神経終末にはいくつかのカテコールアミン受容器があり、組織によってその配分が異なります。末梢血管の平滑筋には$α_1$受容体、心筋には$β_1$受容体が多く存在します。α作用が強いカテコールアミンを投与すると末梢血管を収縮させ血圧上昇に働き、β作用が強いカテコールアミンでは心筋収縮を増加させます。ノルアドレナリンはα作用が主であり、血管収縮による血圧上昇作用があ

ります。また、ドパミン塩酸塩（カタボン®、イノバン®）は少量では$\beta>\alpha$作用による軽い昇圧効果で腎血流を増加させ、利尿を促しますが、投与量を増すとα作用が前面に出て昇圧薬としての効果が主となります。収縮期血圧が90mmHg未満の心不全、あるいは心原性ショックに使用します。一方、ドブタミン塩酸塩（ドブトレックス®）はα作用が少なく、β作用が主ですが、イソプロテレノールより心拍数を上げないので、血行動態の安定した低心拍出性心不全によい適応となります。

　循環器疾患で使用する利尿薬は主に降圧と心負荷の軽減、浮腫の改善を目的に使用されます。作用機序の違いで、サイアザイド系利尿薬（バイカロン®、フルイトラン®など）、ループ利尿薬（ラシックス®、ダイアート®など）、カリウム保持性利尿薬（ルプラック®など）、アルドステロン拮抗薬（アルダクトン®A、セララ®など）などに分類されています。降圧のための経口剤としては作用時間の長いサイアザイド系利尿薬が選択され、緊急に利尿作用を期待する際（うっ血性心不全など）はループ利尿薬が使われます。いずれも腎からのナトリウム排出を伴う利尿作用であるため、低ナトリウム血症には注意する必要があります。

　心房性ナトリウム利尿ペプチド（Atrial Natriuretic Peptide；ANP；ハンプ®）は血管拡張作用と利尿作用を併せ持つホルモンで、心房で生成されます。心不全の治療薬として使用されますが、副作用として血圧低下、徐脈が生じることがあります。

KEYWORD 47 抗不整脈薬・抗凝固薬

ひとこと解説
不整脈治療によく使われる薬剤と、心房細動における抗凝固療法について知りましょう。

■ 抗不整脈薬（表26）

　不整脈には心拍が早くなるもの（頻脈性）と遅くなるもの（徐脈性）があります。徐脈性不整脈で使用する薬剤はアトロピン硫酸塩とカテコラミン系薬剤くらいで、主な治療は薬剤治療ではなくペースメーカの使用です。一方、頻脈性不整脈にはさまざまな薬剤が使用されます。生理的なもの（運動後の頻脈など）もありますが、器質的な疾患の症状（心筋梗塞後の不整脈など）としてみられる場合や、極端な不整脈が頻回に出現するとさまざまな症状を引き起こすため治療の対象となります。頻脈性不整脈の代表は心房細動と発作性上室性頻拍ですが、あくまでも不整を正す（洞調律）ことをめざす治療薬と、不整は許容したまま心拍数を抑える（レートコントロール）治療薬に大きく分かれます。上室性の頻脈性不整脈はバイタルサインが安定しているのであれば、緊急性は高くないので慌てて対応する必要はありません。発作性の心房細動ではアミオダロン塩酸塩（アンカロン®）、ピルシカイニド塩酸塩（サンリズム®）などで洞調律をめざし、ベラパミル塩酸塩（ワソラン®）、ジルチアゼム（ヘルベッサー®）、β遮断薬（メインテート®）などレートコントロール目的の薬剤も使用します。慢性の心房細動では洞調律は不要で、上記のレートコントロール薬を主に考慮します。発作性上室頻拍（PSVT）では洞調律化のためにATP製剤（アデホス®Lコーワ）をまず使用することが多く、ATPは急速静注をする薬剤です。その他ベラパミル塩酸塩（ワソラン®）やβ遮断薬などが使われます。生命の危機である持続性のVTやDCショック抵抗性のVFなどにはアミオダロン塩酸塩（アンカロン®）が第一選択といわれています。不整脈にはさまざまな原因と種類があり、それに伴い使用する抗不整脈薬も多数存在します。代表的な薬の副作用などを把握しておくことは、患者さんに合った薬の選択を的確にし、安全な薬物指導を行うことにつながります。

表26 主な抗不整脈薬

	一般名	商品名	適応	作用・特徴	副作用
Naチャンネル遮断薬	プロカインアミド塩酸塩	アミサリン®	期外収縮 発作性頻拍 新鮮心房細動など	活動電位持続時間・不応期延長 QT延長など	心停止 心室頻拍 心室粗動 心室細動 心不全など
	ジソピラミド	リスモダン® リスモダン®R	期外収縮 発作性上室性頻拍		
	シベンゾリンコハク酸塩	シベノール®	頻脈性不整脈		
	リドカイン塩酸塩	キシロカイン® リドカイン	期外収縮 発作性頻拍	活動電位持続時間・不応期短縮 陰性変力作用が弱い	刺激伝導系抑制 ショックなど
	メキシレチン塩酸塩	メキシチール®	頻脈性不整脈		中毒性皮膚壊死融解症など
	フレカイニド酢酸塩	タンボコール®	頻脈性不整脈	活動電位持続時間不変 不応期延長 抗不整脈 陰性変力作用が強い	心室頻拍 心室細動 アダムス・ストークス発作など
	ピルシカイニド塩酸塩水和物	サンリズム®			
β遮断薬	ランジオロール塩酸塩	オノアクト® コアベータ®	心機能低下例の頻脈性不整脈	カテコラミン遮断作用 陰性変力作用あり	ショック 心停止 高度徐脈など
クラスIII群薬	アミオダロン塩酸塩	アンカロン®	心室細動 心室頻拍 発作性心房細動	心機能低下にも使用可能 活動電位持続時間 多剤無効時に適用	QT延長 心停止 間質性肺炎など
	ソタロール塩酸塩	ソタコール®			心室細動 心室粗動 QT延長など
Ca拮抗薬	ベラパミル塩酸塩	ワソラン®	PSVT 心房粗・細動のレートコントロール	房室伝導抑制 心筋収縮力抑制	心不全 洞停止 房室ブロックなど

■ 抗凝固薬（表27）

　抗凝固療法は血栓形成から発生する塞栓症（主に脳塞栓症）を防ぐ目的で使用されます。心房細動では左房内に血栓が形成されやすく脳梗塞の強いリスクとなるので、抗凝固療法が行われます。これまで血栓予防薬としてはワルファリンカリウム（ワーファリン）を使用してきました。現在でもワーファリンは使用されていますが、食事制限が厳しく（納豆、青葉野菜などビタミンKの除外）、採血でPT-INR（プロトロンビン時間国際標準比）を測定し投与量を調節する必要(1.6〜2.6程度)があり治療は煩雑です。NOAC

表27 主な抗凝固薬

	一般名	商品名	適応	作用・特徴	副作用
ヘパリン	ヘパリンナトリウム	ヘパリンナトリウム ヘパリンNa ヘパフラッシュ®	汎発性血管内血液凝固症候群 その他血栓予防、血液凝固防止	APTTを指標にする	アナフィラキシー 血小板減少など
抗血小板薬	チクロピジン塩酸塩	パナルジン®	狭心症 急性冠症候群 陳旧性心筋梗塞 慢性動脈閉塞症など	抗血小板作用 血小板凝集抑制作用など	無顆粒球症 再生不良性貧血 汎血球減少症など
	クロピドグレル塩酸塩	プラビックス®			出血（頭蓋内、胃腸など） 間質性肺炎など
	プラスグレル塩酸塩	エフィエント®			出血 過敏症など
	シロスタゾール	プレタール®			うっ血性心不全 心筋梗塞など
	アスピリン	バイアスピリン®			出血 ショック アナフィラキシーなど
DOAC	エドキサバントシル酸塩水和物	リクシアナ®	非弁膜症性心房細動患者の虚血性脳卒中および全身性塞栓症発症抑制 深部静脈血栓症 肺血栓塞栓症	血流の速い動脈系の血栓予防	出血 肝障害など
	リバーロキサバン	イグザレルト®			
	アピキサバン	エリキュース®			
	ダビガトランエテキシラートメタンスルホン塩酸	プラザキサ®			
クマリン系薬	ワルファリンカリウム	ワーファリン	血栓塞栓症の治療および予防	血流の遅い静脈系の血栓予防 ビタミンK作用に拮抗	出血 皮膚壊死 肝障害など

（またはDOAC：新規経口抗凝固薬）といわれる抗凝固薬（プラザキサ®、エリキュース®、リクシアナ®、イグザレルト®）はいずれも厳密な採血モニタリングによる投与量調節が不要で食事制限もありません。作用時間が短く、中和薬（プラザキサ®のみ）も存在し、脳梗塞の抑制効果もワーファリンと同等以上であるにもかかわらず、抗凝固療法で最も懸念される出血性の副作用（脳出血など）はワーファリンより低頻度との報告もあります。しかし高額（ワーファリンの約10～20倍）なため敬遠する患者さんはいます。いず

れも手術などの侵襲的手技を伴うときは医師の指示に従って事前に中止を検討する必要があります。

ケアにつながるアドバイス

　循環器の患者さんは病院でも自宅でもたくさんの薬と関わっています。一つひとつが重要な薬なので、看護師も作用・副作用を理解して点滴管理をしたり、内服薬では患者さんが飲み忘れのないように工夫したり、自宅などに戻ってからも飲み忘れを極力防ぎ、無理なく飲み続けられるかなどを考えながら管理・指導することが大切です。

MEMO

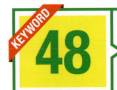 心臓リハビリテーション（心リハ）

> **ひとこと解説**
> 新たな心疾患を起こさないための一次予防、心疾患治療後や手術後などの二次予防を目的に行われています。

■ 心リハとは？

　有酸素運動やレジスタンストレーニングを主体とした運動療法を中心に、疾患管理と生活指導、食事指導、禁煙指導などを長期的かつ包括的に行う確立された治療の1つです。これを行うことで、心疾患患者さんの社会復帰を促進し、病気の再発や、増悪による再入院の予防が可能となります。

■ 心リハ看護師の仕事について

　運動指導以外に、疾患教育を行うことで自己管理ができるようサポートすることがとても大切です。また予後に対しての不安や今後の社会復帰に対して個別にアドバイスするとともに、時には傾聴しながら精神的なサポートも行っています。

　心リハにおける看護師の関わりは、各病期により異なります（図66）。

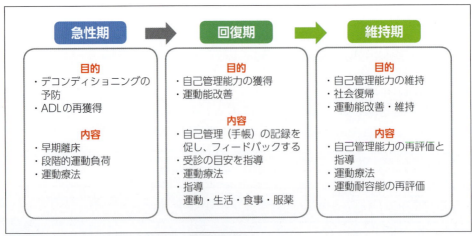

図66　各病期における心リハの目的と看護師の役割

急性期

　早期離床を促すことでデコンディショニングを予防します。段階的な運動負荷検査を行いADLを再獲得し、活動範囲を拡げるよう促します。

回復期

　運動処方に基づいた運動指導を行うことで運動耐容能改善をめざし、さらに生活・食事・服薬指導によって再発予防に向けた自己管理能力を獲得するための時期です。特に自己管理で重要なのは、早期受診の必要性やタイミングについて理解してもらうことです。

維持期

　自己管理の維持や運動耐容能改善を目的に、定期的な評価・再指導を行います。仕事への復帰や旅行など、患者さんが望むQOLを獲得できるよう、運動耐容能の結果をもとに運動指導を行います。

　心リハ看護師として、全病期を通して継続的に関わることが重要です。

|ケ|ア|に|つ|な|が|る|ア|ド|バ|イ|ス|

　看護師は患者さんの早期回復、予防的介入、長期にわたるフォローアップ介入など各段階の心リハで重要な役割を担います。患者さん自身が疾患とうまく向き合い、自己管理できるよう援助していきましょう。

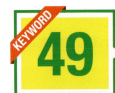
49 生活指導

ひとこと解説

心臓病と上手に付き合い、その人らしく健康に過ごせるよう、過去の生活習慣を見直して新しい生活習慣を身に付けられるようサポートをします。

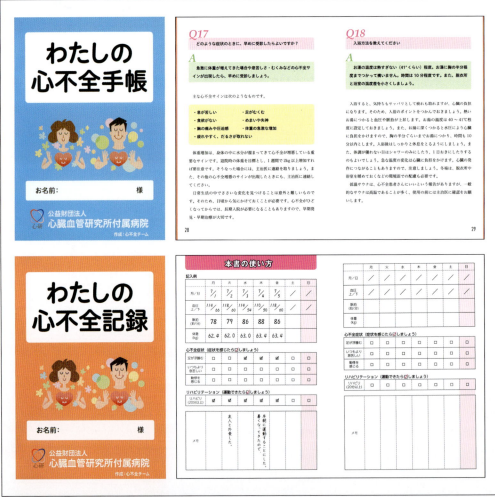

図67 慢性心不全患者さんへの生活指導がまとめられた手帳（一部）
患者さんがどのような病気から引き起こされた心不全なのかなど、個々の心不全の特徴を知っていただき、患者さん自身が日々の体調の変化を記録するための内容。

心臓病と上手に付き合うためには患者さん自身が病気を知り、生活習慣を見直していくことが大切です。一度身に付いた習慣を変えるのは難しいため、家族構成や社会的状況を把握し、無理のない目標を考え指導していくことが大切です。

　体調の管理では体重・血圧・脈拍・自覚症状の有無を自分で観察できるよう指導していきます。どんなときに病院を受診すればよいのかを知ることで、早期受診が可能になります。食事は心臓病にとって大きなウェイトを占める項目です。特に塩分過多による血圧の上昇や水分の貯留は心不全の要因となるため、減塩食の指導が大切です。運動習慣は血圧・コレステロール・血糖値などを安定させ、心臓病の再発を予防する効果があります。しかし、過剰な運動は発作の誘因ともなるため、運動療法を実施し個人に合った運動を指導していきます。日常生活の注意点としてはオーバーワーク、ストレス、ヒートショックなども心臓に負担をかける要因となるため、個人の日常生活における注意点を考え指導していきます。また、内服も心負荷を減らす上で重要であるため、確実な内服管理も大切です。これらについては心不全手帳（図67）やパンフレットを使用して指導することが効果的です。

|ケ|ア|に|つ|な|が|る|ア|ド|バ|イ|ス|

　患者さん自身が病気の状態についてよく理解し、毎日の体重測定、塩分や水分の制限、服薬など、病院で指示された自己管理をしっかり続けることができるよう、また、症状が悪化したときの対処法も身につけておけるよう指導を行うことが大切です。

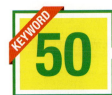

一次救命処置（BLS）

ひとこと解説
循環器疾患患者さんはいつ急変が起こるかわかりません。いつでも対応できるようBLSを理解しておきましょう。

BLSとは、呼吸と循環をサポートする一連の処置です。BLSには胸骨圧迫と人工呼吸による心肺蘇生とAEDが含まれ、誰もがすぐに行うことができる処置です（図68）。

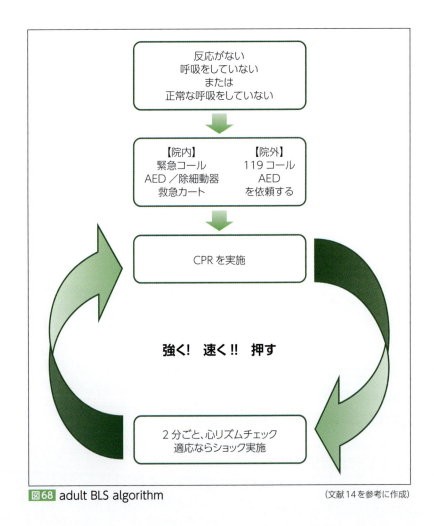

図68 adult BLS algorithm　　　　　　　　　　（文献14を参考に作成）

BLSの実施は、患者さんの社会復帰において極めて重要な役割を果たすといえます。そのためにも、その必要性を理解し、日頃の訓練もまた重要です。

表28 質の高い胸骨圧迫のポイント

速く	圧迫のテンポは100〜120回/分
強く	胸郭が5〜6cm下がる強さ
リコイル	圧迫のたびに胸壁が完全に元に戻るまで待つ
最小限の中断	除細動の実施など、いかなる場合においても、胸骨圧迫の中断は最小限にする（最大10秒以内）

CPR開始の手順は、胸骨圧迫から開始します。患者さんを仰臥位に寝かせ（背板の使用が望ましい）胸骨の下半分の部位を圧迫します。その速さは100〜120回／分、胸郭が5〜6cm下がる強さとリコイルが重要です（表28）。人工呼吸は、胸骨圧迫と人工呼吸の割合を30：2で行います。CPRを開始してAEDが到着したら、音声ガイドに従ってパッドを右前胸部と左側胸部に貼り、操作を続けていきます。応援の人員や、除細動器、救急カートが到着したら、PEA・asystole（図69）または、VF・pluselessVT（図70）の

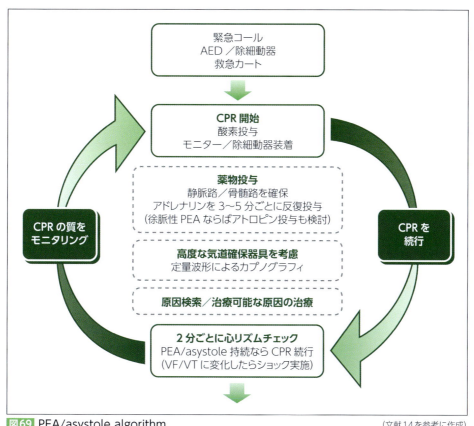

図69 PEA/asystole algorithm　　　　　　　　　　　　　　　　（文献14を参考に作成）

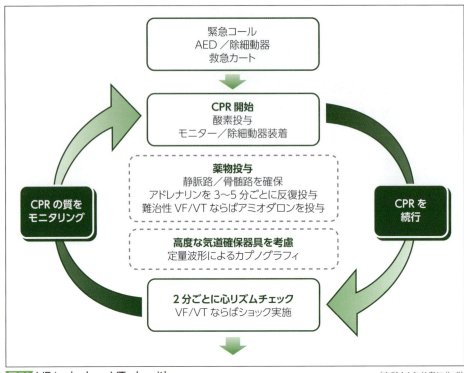

図70 VF/pulseless VT algorithm　　　　　　　　　　　　　　　　（文献14を参考に作成）

アルゴリズムに移行していきます。その間も、CPRの質をモニタリングし、質の高いCPRを継続していくことが非常に重要です。

> **MEMO**
>
> **ペースメーカ/ICD植込み患者さんに対するAED使用上の注意点**
>
> 　植え込み型デバイスに関する資料によると、デバイス本体からは10cm以上離した部位で、デバイスのリードに対しAEDの電流が平行に流れないような部位にパッドを装着するようにとされています。状況が許せば、パッドを前胸部と背部に貼付することが望ましい使用法となります。また、AED使用後は、ジェネレータ本体へ高電流が流れたことにより設定がリセットされたり、植込みデバイスのリードを通して電流が流れたことによる心筋障害、閾値上昇、心穿孔などの合併症有無の確認が必要です。

ケアにつながるアドバイス

　BLSの実施は、患者さんの社会復帰に重要な役割を果たします。必要性を理解し日頃の訓練も大切です。

引用・参考文献

1) 東京都済生会中央病院循環器センター看護部編著. 心疾患テクニカルチェック：クリニカルパスにみるナーシングケア. 山崎絆監. 大阪, メディカ出版, 2000.
2) 大動脈瘤・大動脈解離診療ガイドライン（2011年改訂版）. 循環器病の診断と治療に関するガイドライン（2010年度合同研究班報告）. 2011. http://www.j-circ.or.jp/guideline/pdf/JCS2011_takamoto_h.pdf
3) Tsuchihashi, M. et al. Clinical Characteristics and Prognosis of Hospitalized Patients With Congestive Heart Failure; A Study in Fukuoka, Japan. Jpn Circ J. 64, 2000, 953-9.
4) 厚生労働省. 脳卒中、心臓病その他の循環器病に係る診療提供体制の在り方に関する検討会. 脳卒中、心臓病その他の循環器病に係る診療提供体制の在り方について. 2017.
http://www.mhlw.go.jp/file/05-Shingikai-10901000-Kenkoukyoku-Soumu-ka/0000173149.pdf
5) 鈴木祥司. 心電図の読み方パーフェクトマニュアル：理論と波形パターンで徹底トレーニング!. 渡辺重行ほか編. 東京, 羊土社, 2006, 170.
6) 医療情報科学研究所編. 病気がみえる vol.2 循環器. 東京, メディックメディア, 2008, 230.
7) 丸山雄二. "冠動脈バイパス術（On-pump CABG）". 心臓外科術式別術後ケア早わかりガイド. 落雅美編. 大阪, メディカ出版, 2010, 48.
8) 山本恭代. "人工呼吸器". はじめてのICU看護. 石井はるみ編著. 大阪, メディカ出版, 2012, 58.
9) 竹田晋浩. どんな患者にどの機種を使うのか. 呼吸器ケア. 4（11）, 2006, 69.
10) 濱本実也. "NPPV". 人工呼吸管理実践ガイド. 道又元裕ほか編. 東京, 照林社, 2009, 150.
11) 中川温美. IABP患者管理の実際. 重症集中ケア. 11（3）, 2012, 20.
12) 森口真吾. IABPの適応・禁忌・合併症. 重症集中ケア. 16（5）, 2017, 17.
13) 平澤博之. CHDFの理論と実際：原理・施行法編. 東京, 総合医学社, 1998, 2.
14) 一般社団法人日本蘇生協議会監. JRC蘇生ガイドライン2015. 東京, へるす出版, 2016.
15) 矢嶋純二編. これから始める心臓カテーテル検査. 東京, メジカルビュー社, 2013.
16) 公益財団法人心臓血管研究所付属病院ICU編. はじめての心臓外科看護. 大阪, メディカ出版, 2014.
17) 大岡良枝ほか編. NEWなぜ?がわかる看護技術LESSON. 東京, 学研メディカル秀潤社, 2006.
18) 鮎川勝彦編. 特集：酸素と加湿「困っていること」解決!. エキスパートナース. 11, 2014.
19) 稲田英一. イメカラ循環器：イメージするカラダのしくみ. 東京, メディックメディア, 2010.
20) 循環器病の診断と治療に関するガイドライン（2011年度合同研究班報告）. 心血管疾患におけるリハビリテーションに関するガイドライン（2012年改訂版）. 2012.
http://www.j-circ.or.jp/guideline/pdf/JCS2012_nohara_h.pdf
21) 医療情報科学研究所編. 病気がみえる vol.2 循環器. 第4版. 東京, メディックメディア, 2017, 100.
22) 及川裕二編. これから始めるPCI. 東京, メジカルビュー社, 2013, 128-34.
23) 大塚崇之編. これから始めるカテーテルアブレーション. 東京, メジカルビュー社, 2016, 138-42, 167-73.
24) 浦部晶夫ほか編. 今日の治療薬2018. 東京, 南江堂, 2018.

索引

数字・欧文

- 12誘導心電図 ……………… 43
- AAA ………………………… 22
- ABI ………………………… 24
- ABL ………………………… 66
- ACS ………………………… 6
- AED ………………………… 120
- AF …………………………… 14
- AMI ………………………… 8
- AR …………………………… 27
- AS …………………………… 27
- ASO ………………………… 24
- ASV ………………………… 90
- AVブロック ………………… 18
- Beckの三徴 ………………… 31
- BLS ………………………… 118
- CABG ……………………… 82
- CAG ………………………… 57
- Ca拮抗薬 …………………… 106
- CHDF ……………………… 99
- CPX ………………………… 48
- CRT ………………………… 75
- CRT-D ……………………… 76
- CRT-P ……………………… 75
- CTR ………………………… 40
- CT検査 ……………………… 53
- DCA ………………………… 64
- DCM ………………………… 29
- DVT ………………………… 33
- EPS ………………………… 61
- EVAR ……………………… 77
- Fontaine分類 ……………… 24
- HCM ………………………… 30
- HD …………………………… 99
- IABP ………………………… 92
- ICD ………………………… 72、120
- IE …………………………… 32
- Marfan症候群 ……………… 20
- MIDCAB …………………… 83
- MobitzⅡ型 ………………… 18
- MR …………………………… 28
- MS …………………………… 27
- NPPV ……………………… 90
- NYHA分類 ………………… 37
- off-pump CABG …………… 82
- on-pump CABG …………… 82
- OPCAB ……………………… 82
- PCI ………………………… 62
- PCPS ……………………… 95
- PE …………………………… 33
- PM …………………………… 70
- POBA ……………………… 62
- PTE ………………………… 33
- RI検査 ……………………… 55
- SSS ………………………… 16
- Stanford分類 ……………… 20
- STENT ……………………… 62
- TAA ………………………… 22
- TAAA ……………………… 22
- Tdp ………………………… 13
- TEE ………………………… 51
- TEVAR ……………………… 77
- TTE ………………………… 51
- UCG ………………………… 51
- VF …………………………… 12
- VT …………………………… 12
- VTE ………………………… 33
- Wenckebach型 …………… 18
- β遮断薬 …………………… 106

あ行

足関節／上腕血圧比	24
安静	87
意識レベル	103
一次救命処置	118
植込み型除細動器	72
ウェンケバッハ型	18
右心カテーテル	59
右心不全	35
遠心ポンプ	96

か行

核医学検査	55
拡張型心筋症	29
仮性動脈瘤	22
カテーテルアブレーション	66
カテコールアミン系薬剤	108
カルディオバージョン	68、73
感染性心内膜炎	32
冠動脈造影	57
冠動脈バイパス術	82
機械弁	85
奇脈	31
急性冠症候群	6
急性心筋梗塞	8、44
急性心不全	35
胸骨圧迫	119
狭心症	10
胸水	41
胸部X線検査	40
胸部誘導	43
経胸壁エコー法	51
経食道心エコー法	51
経皮的冠動脈インターベンション	62
経皮的古典的バルーン血管形成術	62
経皮的心肺補助	95
血圧	102
血液検査	49
血液透析	99
抗凝固薬	110

抗頻拍ペーシング	73
抗不整脈薬	110
高流量方式	87
呼吸	102
呼吸状態	104

さ行

左心カテーテル	57
左心不全	35
三尖弁手術	86
酸素療法	87
ジェネレータ	70
自覚症状	101
刺激伝導系	47
四肢誘導	43
持続的血液濾過透析	99
硝酸薬	106
静脈グラフト	82
静脈血栓塞栓症	33
除細動	73
徐脈治療	73
心胸郭比	40
心筋虚血	10
心筋梗塞後の心電図変化	45
心筋症	29
人工血管置換術	79
人工呼吸	89
人工肺	96
心室細動	12
心室頻拍	12
真性動脈瘤	22
心臓再同期療法	75
心臓超音波検査	51
心臓電気生理学的検査	61
心臓ペースメーカ	70
心臓弁膜症	26
心臓リハビリテーション	114
心タンポナーデ	31
深部静脈血栓症	33
心不全	35、104

心房細動	14
心リハ	114
スタンフォード分類	20
ステント	62
ステントグラフト内挿術	77
スパスム	10
スワン・ガンツカテーテル	59
生活指導	116
生体弁	85
僧帽弁狭窄症	27
僧帽弁手術	85
僧帽弁閉鎖不全症	28

た行

体温	102
体外循環使用冠動脈バイパス術	82
体外循環非使用冠動脈バイパス術	82
体重管理	104
対側性変化	44
大動脈解離	20
大動脈内バルーンパンピング	92
大動脈弁狭窄症	27
大動脈弁手術	86
大動脈弁閉鎖不全症	27
低侵襲冠動脈バイパス術	83
低流量方式	87
電気的除細動	68
洞機能不全症候群	16
動脈グラフト	82
動脈瘤	22
トルサードドポワント	13
トレッドミル心電図	48
トロポニン	49

な行

囊状動脈瘤	22

は行

肺うっ血	41
肺血栓塞栓症	33
肺静脈隔離術	67
肺塞栓症	33
バイタルサイン	101
肥大型心筋症	30
不安定粥腫	6
フォンタン分類	24
負荷心電図	46
プラーク	6
プログラマ	74
閉塞性動脈硬化症	24
ペースメーカ	120
弁形成術	85
弁置換術	85
方向性冠動脈粥腫切除術	64
房室ブロック	18
紡錘状動脈瘤	22
ホルター心電図	46

ま行

マルファン症候群	20
慢性心不全	35
―― の原因疾患	37
脈拍	102
無気肺	41
モービッツⅡ型	18
モニター心電図	46
モニタリング	101

や行

疣贅	32

ら行

リード	70
リザーバー方式	87
利尿薬	108
ロータブレーター	64

編集・執筆者一覧

編集

公益財団法人 心臓血管研究所付属病院
循環器内科医長 **嘉納寛人** (かのう ひろと)
ICU看護師長 **渡邉睦子** (わたなべ むつこ)

執筆

公益財団法人 心臓血管研究所付属病院
ICU看護師長 **渡邉睦子** (わたなべ むつこ)
KEYWORD 17〜26, 39〜42, 50

病棟看護師長 **武藤瑞穂** (むとう みずほ)
KEYWORD 1〜16

病棟看護師長 **牧野奈緒美** (まきの なおみ)
KEYWORD 27〜38, 43〜49

本書は、小社刊行の雑誌『ハートナーシング』28巻5号（2015年5月号）特集「新人ナースが押さえておきたい循環器の重要キーワード50」に加筆・修正し、単行本化したものです。

ハートナーシング別冊
ナースが押さえておきたい循環器の重要キーワード50
ー知りたいポイントが見つかる！ ケアにつながる！

2019年3月15日発行　第1版第1刷

編　集	嘉納 寛人／渡邉 睦子
発行者	長谷川 素美
発行所	株式会社メディカ出版 〒532-8588 大阪市淀川区宮原3-4-30 ニッセイ新大阪ビル16F https://www.medica.co.jp/
編集担当	鈴木陽子
編集協力	高瀬桃子（桃夭舎）
装幀・組版	イボルブデザインワーク
カバーイラスト	川添むつみ
本文イラスト	八代映子
印刷・製本	株式会社シナノ パブリッシング プレス

© Hiroto KANO & Mutsuko WATANABE, 2019

本書の複製権・翻訳権・翻案権・上映権・譲渡権・公衆送信権（送信可能化権を含む）は、（株）メディカ出版が保有します。

ISBN978-4-8404-6865-7　　　　　　　　　　　　　　　Printed and bound in Japan

当社出版物に関する各種お問い合わせ先（受付時間：平日9：00～17：00）
●編集内容については、編集局 06-6398-5048
●ご注文・不良品（乱丁・落丁）については、お客様センター 0120-276-591
●付属のCD-ROM、DVD、ダウンロードの動作不具合などについては、デジタル助っ人サービス 0120-276-592